H. Hippius   G. Laakmann (Hrsg.)

Depressionstherapie

Chancen und Risiken eines neuen Ansatzes

Springer-Verlag Berlin Heidelberg GmbH

Prof. Dr. Hanns Hippius
Prof. Dr. Gregor Laakmann
Universitäts-Nervenklinik
Nußbaumstraße 7
D-8000 München 2

Die Beiträge in diesem Buch wurden als Vorträge auf dem Kongreß
„Chancen und Risiken eines neuen Ansatzes der Depressionstherapie"
vom 9.–10. März 1990 in Berlin gehalten.
Kongreßveranstalter: Lilly Deutschland GmbH und Hoechst AG

ISBN 978-3-540-54828-7
DOI 10.1007 / 978-3-642-77105-7

ISBN 978-3-642-77105-7 (eBook)

Die Deutsche Bibliothek – CIP-Einheitsaufnahme

Depressionstherapie : Chancen und Risiken eines neuen Ansatzes ; [die Beiträge wurden als
Vorträge auf dem Kongress „Chancen und Risiken eines neuen Ansatzes der Depressions-
therapie" vom 9.–10. März 1990 in Berlin gehalten] / H. Hippius ; G. Laakmann (Hrsg.).
[Kongressveranst.: Lilly Deutschland GmbH und Hoechst-AG]. – Berlin ; Heidelberg ; New
York ; London ; Paris ; Tokyo ; Hong Kong ; Barcelona ; Budapest : Springer, 1991

NE: Hippius, Hanns [Hrsg.]; Kongress Chancen und Risiken eines Neuen Ansatzes der
Depressionstherapie <1990, Berlin, West>; Lilly Deutschland GmbH <Giessen>

Satz: Cicero Lasersatz GmbH, 8900 Augsburg
Druck- u. Bindearbeiten: Druckhaus Beltz, Hemsbach/Bergstr.
25/3140-543210 – Gedruckt auf säurefreiem Papier

Vorwort

Inhalt dieses Buches sind die wissenschaftlichen Vorträge und die Ergebnisse der Diskussionen eines Symposions mit dem Titel „Chancen und Risiken eines neuen Ansatzes zur Depressionstherapie". Das Symposion fand anläßlich der Zulassung von Fluoxetin (Fluctin ®), einem selektiven Serotonin-Reuptake-hemmenden Antidepressivum, vom 9.–10. März in Berlin statt.

Seit der epochemachenden Entdeckung der antidepressiven Wirkung von Imipramin durch R. Kuhn (1957) ist eine große Zahl von Antidepressiva entwickelt worden. Es stellt sich die Frage, ob die zur Zeit im Handel erhältlichen Präparate zur medikamentösen Therapie depressiver Erkrankungen bereits ausreichen, so daß keine weiteren Wünsche für Verbesserungen der Depressionstherapie übrig bleiben. Diese Frage muß man immer noch verneinen. Bei der heutigen Pharmakotherapie der Depressionen führen Erstbehandlungen im allgemeinen höchstens bei rund 60% zu sehr guten und guten Erfolgen. Bei wiederholten Behandlungen kann diese Erfolgsquote durchaus niedriger liegen. In den zurückliegenden Jahren sind nun auch noch die sogenannten therapieresistenten Depressionen – das sind die trotz Einsatzes mehrerer Antidepressiva in ausreichender Dosierung nicht oder nur ungenügend reagierenden Depressionen – zu einem immer größeren Problem geworden. Schließlich ist die „therapeutische Latenz" von zwei bis drei Wochen ein Nachteil der „klassischen Antidepressiva", der durch die Entwicklung neuer Antidepressiva überwunden werden sollte. Und schließlich sind die Nebenwirkungen, Unverträglichkeiten und Risiken der bisher zur Verfügung stehenden Antidepressiva ein unverändert so aktuelles Problem, daß weitere Verbesserungen der Verträglichkeit sehr wünschenswert sind.

Der selektive Serotonin-Reuptake-Hemmer Fluoxetin hat nun in den USA innerhalb weniger Jahre eine sehr wichtige Position in der Depressionsbehandlung erreicht. So ergibt sich jetzt ganz selbstverständlich die Frage, ob das Fluoxetin auch in der Bundesrepublik dazu beitragen kann, die Behandlung depressiver Erkrankungen zu verbessern.

Ziel des Symposions war es, Chancen und Risiken hinsichtlich der therapeutischen Wirksamkeit und der Verträglichkeit des Fluoxetin zu erörtern. Um hierüber im Vergleich zu älteren Antidepressiva verläßliche Urteile abgeben zu können, muß man sich ein Bild vom Stand der Antidepressiva-Forschung machen. So wurde zuerst aus heutiger Sicht die Methodik der Antidepressiva-Forschung diskutiert. Dann wurde einerseits aufgrund der Befunde und der Erfahrungen mit Fluoxetin in der Grundlagen- und in der klinischen Forschung in den USA ein Überblick gegeben; andererseits wurden dann die in Europa und speziell in Deutschland erarbeiteten Befunde dargestellt. Ausführlich wurden die neurobiologischen Grundlagen der Wirkungsweisen der Antidepressiva, speziell die der Serotonin-Reuptake-hemmenden Antidepressiva, behandelt. In Vorträgen und Diskussionen wurde nicht nur der Darstellung der therapeutisch erwünschten Wirkungen, sondern auch der der unerwünschten Wirkungen und Risiken breiter Raum gegeben.

Die Vorträge und die Zusammenfassungen der Diskussionen des Symposions liegen nun als Buch vor. Wir wünschen dem Leser, daß seine Fragen zum Thema des Symposions und zu dem neuen Präparat Fluoxetin (Fluctin ®) so umfassend und zufriedenstellend beantwortet werden, daß der künftige therapeutische Einsatz des Fluctin zur Verbesserung der Depressionstherapie beiträgt.

München, im Juli 1991

H. Hippius
G. Laakmann

Inhaltsverzeichnis

Autorenverzeichnis

U. von Bardeleben, Dr.
Oberarzt der Psychiatrischen Universitätsklinik der Universität Basel,
Wilhelm-Klein-Straße 27, CH-4025 Basel

O. Benkert, Prof. Dr.
Direktor der Psychiatrischen Klinik der Johannes-Gutenberg-Universität Mainz
Langenbeckstraße 1, 6500 Mainz

A. Breull, Dipl.-Psych.
Psychiatrische Klinik der Universität München
Nußbaumstraße 7, 8000 München 2

B. J. Hay
Mental Health Clinical Research Center
University of Texas, Southwestern Medical Center
5323 Harry Hines Blvd., Dallas, Texas 75235, USA

K. Heinrich, Prof. Dr.
Direktor der Psychiatrischen Klinik der Heinrich-Heine-Universität Düsseldorf
Bergische Landstraße 2, 4000 Düsseldorf

W. A. Hendrickse, Dr. FRCP
Mental Health Clinical Research Center
University of Texas, Southwestern Medical Center
5323 Harry Hines Blvd., Dallas, Texas 75235, USA

H. Hippius, Prof. Dr.
Direktor der Psychiatrischen Klinik der Universität München
Nußbaumstraße 7, 8000 München 2

F. Holsboer, Prof. Dr. Dr.
Direktor des Max-Planck-Instituts für Psychiatrie, Klinisches Institut
Kraepelinstraße 10, 8000 München 40

M. Linden, Priv.-Doz. Dr.
Oberarzt der Psychiatrischen Klinik und Poliklinik der Freien Universität Berlin
Eschenallee 3, 1000 Berlin 19

E. Klieser, Priv.-Doz. Dr.
Oberarzt der Psychiatrischen Klinik der Heinrich-Heine-Universität Düsseldorf
Bergische Landstraße 2, 4000 Düsseldorf

B. Kriszio, Dipl.-Math.
Psychiatrische Klinik der Universität München
Nußbaumstraße 7, 8000 München 2

G. Laakmann, Prof. Dr.
Leitender Oberarzt der Psychiatrischen Klinik der Universität München
Nußbaumstraße 7, 8000 München 2

W. Maier, Priv.-Doz. Dr.
Oberarzt der Psychiatrischen Klinik der Johannes-Gutenberg-Universität Mainz
Langenbeckstraße 1, 65000 Mainz

N. Matussek, Prof. Dr.
Psychiatrische Klinik der Universität München
Nußbaumstraße 7, 8000 München 2

M. Osterheider, Dr.
Wissenschaftlicher Mitarbeiter der Psychiatrischen Universitätsklinik
und Poliklinik Würzburg
Füchsleinstraße 15, 8700 Würzburg

M. Philipp, Prof. Dr.
Leitender Oberarzt der Psychiatrischen Klinik und Poliklinik
der Johannes-Gutenberg-Universität Mainz
Langenbeckstraße 1, 6500 Mainz

E. Rüther, Prof. Dr.
Direktor Abteilung für Psychiatrie
Kliniken der Universität Göttingen
Von-Siebold-Straße 5, 3400 Göttingen

A. J. Rush, Prof. M.D.
Director Mental Health Clinical Research Center University of Texas
Southwestern Medical Center
5323 Harry Hines Blvd., Dallas, Texas 75235, USA

A. Steiger, Priv.-Doz., Dr.
Max-Planck-Institut für Psychiatrie, Klinisches Institut
Kraepelinstraße 10, 8000 München 40

J. Wernicke, Dr.
Ell Lilly Company
Indianapolis, Indiana 46285, USA

Methodenkritik des Wirksamkeitsnachweises antidepressiver Pharmakotherapie*

W. Maier und O. Benkert

Die methodischen Prinzipien für den Nachweis psychiatrischer Therapien haben in den vergangenen Jahrzehnten einen erheblichen Wandel erfahren. Während zu Beginn der Psychopharmaka-Ära die Wirksamkeit einer Therapie durch eine Sammlung von Kasuistiken belegt wurde, gilt heute der kontrollierte Therapieversuch als unerläßlicher Wirksamkeitsnachweis. Zwei unterschiedliche Entwicklungen haben diesen Wandel hervorgerufen: 1. Die Ergebnisse der statistischen Test- und Stichprobentherapie erlaubten die Entwicklung einer systematischen Versuchsplanung: damit wurde die exakte Beurteilung der Wahrscheinlichkeiten und Risiken für das Erkennen und Verkennen von Wirksamkeitsunterschieden zwischen verschiedenen Therapien in den behandelten Patientengruppen möglich. 2. Mit der Einführung der Placebomedikation konnten unspezifische Therapieeffekte kontrolliert werden. Der randomisierte, placebokontrollierte Doppelblindversuch wurde die sicherste Methode zum Nachweis der Wirksamkeit einer medikamentösen Therapie.

Trotz dieser methodischen Fortschritte bei der Wirksamkeitsprüfung pharmakologischer Therapien sind in den vergangenen Jahren einige Antidepressiva auf den Markt gekommen, deren klinische Wirksamkeit angezweifelt wird (Beckmann 1983; Benkert et al. 1981, 1986; Zis u. Goodwin 1979). Die Anforderungen an Anzahl und Qualität der klinischen Studien zum Wirksamkeitsnachweis sind offenbar nicht hinreichend, um ausschließlich Antidepressiva mit überzeugender klinischer Wirksamkeit bereitzustellen. Im folgenden werden die methodischen Schwierigkeiten bei der Prüfung der akuten antidepressiven Wirksamkeit von potentiellen Antidepressiva dargestellt und Verbesserungsvorschläge diskutiert. Andere Probleme der Medikamentenprüfung (z. B. Erfassung von Nebenwirkungen, Wirkungsnachweis bei Langzeitmedikation) bleiben unberücksichtigt.

Anforderungen an Studien zum Wirksamkeitsnachweis

Klinische Therapiestudien mit potentiellen Antidepressiva sind notwendig, weil Ergebnisse tierexperimenteller Studien nur begrenzt auf Patienten übertragbar sind. Während in der Phase I der Medikamentenprüfung im Humanversuch die Pharmakodynamik und die Verträglichkeit bei gesunden Probanden geprüft wird, folgen in der Phase II die Erforschung der therapeutischen Möglichkei-

---

* Nachdruck aus: Nervenarzt 58:595–602 (1987).

ten, Dosisfindungsstudien und Untersuchungen zu Nebenwirkungen: hierfür sind zunächst Pilotstudien unerläßlich. In der Phase III erfolgen der entscheidende Nachweis der therapeutischen Wirksamkeit und die Prüfung spezieller Hypothesen zum Indikationsbereich im Rahmen kontrollierter randomisierter Studien (Möller u. Benkert 1980).

Die Zulassung von Arzneimitteln ist gesetzlich geregelt. Gemäß dem Arzneimittelgesetz (AMG, 1983, Neufassung 1986, Par. 24) müssen Arzneimittel für die Zulassung für ein Indikationsgebiet eine *„angemessene Wirksamkeit"* zeigen. Eine Präzisierung der „Angemessenheit" der therapeutischenn Wirksamkeit fehlt im AMG. Es bleibt unklar, ob sich die „angemessene" Wirksamkeit an der Überlegenheit gegenüber Placebomedikation oder an der Gleichwirksamkeit mit eingeführten Antidepressiva bemißt. Die Anzahl und der Umfang der notwendigen kontrollierten randomisierten Therapiestudien ist vom Gesetzgeber nicht geregelt. Auch die Festlegung von Schwellenwerten für das Risiko der Verkennung einer unwirksamen Substanz als wirksam unterbleibt. Ebenso ist das Indikationsgebiet „depressives Syndrom" nicht verbindlich festgelegt, obwohl die Grenzen dieses Syndroms zu anderen Syndromen (v. a. zum Angstsyndrom) unscharf sind. Diese mangelnde Präzision der gesetzlichen Bestimmungen kontrastiert mit den zur Verfügung stehenden methodischen Möglichkeiten. Es ist im weiteren zu untersuchen, ob die gängige Prüfpraxis geeignet ist, Präparate mit fehlender oder mangelnder antidepressiver Wirksamkeit zu erkennen.

Kritik an der gängigen Prüfpraxis

Grundsätzlich bestehen für die Medikation der Kontrollgruppe zwei Möglichkeiten:
a) Es wird ein Vergleich der Wirksamkeit des Prüfpräparats mit der Wirksamkeit von Placebo in einer Gruppe depressiver Patienten durchgeführt.
b) Es wird ein Vergleich der Wirksamkeit des Prüfpräparats mit der Wirksamkeit eines Standardantidepressivums (Amitriptylin, Imipramin) in einer Gruppe depressiver Patienten durchgeführt; in diesem Fall wird Wirksamkeit des Standardantidepressivums unterstellt.

Im Falle a) wird geprüft, ob das Prüfpräparat eine bessere Wirksamkeit als Placebo zeigt. Im Falle b) wird geprüft, ob das Standardantidepressivum und das Prüfpräparat gleich wirksam sind oder ob beide unterschiedliche Wirkungen zeigen.

Verzicht auf placebo-kontrollierte Studien

Die Durchführung von placebo-kontrollierten Studien bei Antidepressivaprüfungen gilt wegen ethischer Bedenken als problematisch (Helmchen 1982), da Placebo bei depressiven Patienten als weniger wirksam angesehen wird als Standardantidepressiva; somit würde für einige Patienten eine optimale Therapie unterbleiben. Dieses Argument stützt sich auf Daten von früher durchgeführten placebo-kontrollierten Prüfstudien für Standardantidepressiva: danach sind unter Placebo Responderraten von 30–45% und unter Standardantidepressiva Responderraten von 50–75% zu erwarten (Klein et al. 1980). Placebokontrollierte Studien werden daher in der Bundesrepublik bei der Prüfung von potentiellen Antidepressiva nicht durchgeführt. Dieser Umstand verursacht die folgenden Schwierigkeiten:

1. Der Wirksamkeitsnachweis von Prüfsubstanzen durch den Nachweis der Gleichwirksamkeit mit Standardantidepressiva kann nur dann überzeugend geführt werden, wenn das Standardantidepressivum in der Prüfstichprobe eindeutig antidepressiv wirksam ist; sonst besteht die Gefahr, daß ein unwirksames Prüfpräparat als wirksames Antidepressivum verkannt wird. Es gibt aber ein Informationsdefizit über die *Wirksamkeit von Standardantidepressiva*: Imipramin und Amitriptylin waren nur in 60% der früher durchgeführten placebokontrollierten Prüfstudien Placebo überlegen (Benkert et al. 1981; Morris u. Beck 1974; Zis u. Goodwin 1979). Diese Ergebnisse belegen, daß Standardantidepressiva in vielen Prüfstichproben keine sichere antidepressive Wirksamkeit haben. Die in diesen Arbeiten zitierten Referenzstudien weisen außerdem häufig relevante methodische Mängel auf (z. B. keine konsekutiv erhobenen Patientenstichproben, keine definierten Selektionskriterien, zu kurze Behandlungszeiten, unreliable Beurteilungsverfahren, unzureichende Dosierung). Methodische Mängel können aber die tatsächlichen Besserungsraten verfälschen.

2. Aus der festgestellten Gleichwirksamkeit zwischen Prüfpräparat und Standardantidepressivum kann nur dann auf die antidepressive Wirksamkeit des Prüfpräparates geschlossen werden, wenn das Standardantidepressivum bei hinreichend vielen Patienten wirkt. Denn bei mangelnder Wirksamkeit des Standardantidepressivums hat ein unwirksames Präparat eine hohe Chance, die gleiche Wirksamkeit wie das Standardantidepressivum zu zeigen. Standardantidepressiva führen aber bei mindestens 30% der depressiven Patienten nicht zu einer Remission (Klein et al. 1980). Die Rate des *Nichtansprechens auf Standardantidepressiva* ist vermutlich bei stationären Patienten besonders hoch, weil depressive Patienten häufig erst dann zur stationären Aufnahme kommen, wenn die ambulante antidepressive Therapie ohne Erfolg war. Eine weitere Voraussetzung von Prüfstudien, die durch eine Standardmedikation kontrolliert sind, ist eine niedrige Anzahl von Spontanremissionen unter der verabreichten Medikation. Besonders Patienten mit leichten und situationsgebundenen Depressionen zeigen häufig Spontanremissionen (Klein et al. 1980). Diese Patientengruppen sind unter Stichproben besonders zahlreich.

Es ist erforderlich, Prüfstichproben auf Patienten zu beschränken, die mit relativ hoher Wahrscheinlichkeit durch die Medikation mit Standardantidepressiva eine Remission erfahren. Es ist aber bislang nicht gelungen, in ausreichendem Umfang stabile Prädiktoren für das Ansprechen auf Standardantidepressiva zu entwickeln. Die bekannten Prädiktoren für das Nichtansprechen (Chronizität [Klein et al. 1980], wahnhafte Depression [Spiker et al. 1985]) bzw. für rasche Spontanremission (leichte, situationsgebundene Depressionen [Klein et al. 1980]) reichen jedenfalls nicht aus, die Mehr-

zahl der Therapieversager bzw. Spontanremissionen prädiktiv zu kennzeich-
nen. Dieser Mangel erschwert die Versuchsplanung erheblich.

3. Ein weiterer wesentlicher Nachteil für Prüfstudien, die durch Standardantidepressiva kontrolliert sind, ist der notwendige große *Umfang der Prüfstichproben* (s. unten).

Wahl des Stichprobenumfangs

Bei allen Medikamentenprüfungen ist ein ausreichender Stichprobenumfang
für die Interpretierbarkeit der Ergebnisse unerläßlich. Auch außerhalb der
Psychiatrie wird diesem Problem zunehmend Bedeutung beigemessen (Spiker
et al. 1985). Der notwendige Stichprobenumfang ergibt sich aus der zu prüfenden Hypothese und den dabei zu kontrollierenden Fehlern; zwei alternative
Hypothesen sind möglich:

Hypothese 1: Das Prüfpräparat ist wirksamer als Placebo oder Hypothese 2:
Das Prüfpräparat ist mit einem Standardantidepressivum gleichwirksam.

Bei allen Antidepressivaprüfungen ist vor allem zu vermeiden, daß unwirksame oder nur schwach wirksame Präparate in den Handel gelangen. Entsprechend ist bei Hypothese 1 insbesondere der sog. *Fehler 1. Art* (Wahrscheinlichkeit für die teststatistische Verwerfung der Hypothese der Gleichwirksamkeit
bei tatsächlich bestehender Gleichwirksamkeit beider Substanzen) zu kontrollieren, während hier der Fehler 2. Art von nachgeordneter Relevanz ist. Bei
Hypothese 2 ist dagegen insbesondere der sog. *Fehler 2. Art* (Wahrscheinlichkeit des teststatistischen Verkennens eines tatsächlich bestehenden Unter-
schieds zwischen beiden Substanzen) zu kontrollieren. Entsprechend sollte bei
Prüfung der Hypothese 1 der Fehler 1. Art höchstens 5 % und der Fehler 2.
Art höchstens 20 % sein; bei Prüfung der Hypothese 2 sollte der Fehler 1. Art
höchstens 20 % und der Fehler 2. Art höchstens 5 % betragen (Pocock 1983).
Diese Forderung wird in der Versuchsplanung durch die Vorgabe des notwendigen Umfangs der Behandlungsgruppen eingelöst. Bei Prüfung von Hypothese 1 ist entsprechend eine Fallzahl von 20 in jeder Behandlungsgruppe
ausreichend. Für die Prüfung der Hypothese 2 sind aber wesentlich höhere
Fallzahlen notwendig; für Prüfstudien mit Amitriptylin als Kontrollmedikation
errechnete Pocock (1983, S. 130) $n = 332$ Patienten pro Behandlungsgruppe als
Mindestbedingung. Dieser errechnete notwendige Stichprobenumfang setzt
eine Spezifizierung der Größe eines klinisch signifikanten Mittelwertunterschie-
des zwischen den Behandlungsgruppen voraus. Da bisher für diese Spezifizierung noch keine Konvention getroffen wurde, ist der von Pocock errechnete
Stichprobenumfang als vorläufig anzusehen. Die Ausbildung einer Konvention
über die Mindestgröße eines „klinisch signifikanten Mittelwertunterschieds" ist
vordringlich; denn andernfalls kann die erforderliche Festlegung des Stichpro-
benumfangs für Prüfstudien nicht vorgenommen werden.

Die häufig angegebene Mindestanzahl von 20 Patienten pro Behandlungsgruppe (Beckmann 1983; Wittenborn 1979) ist aber so gering, daß bei der
Prüfung auf Gleichwirksamkeit zwischen Prüfsubstanz und Standardantidepressivum der Fehler 2. Art und damit die Wahrscheinlichkeit für das Ver-

kennen tatsächlich bestehender Unterschiede extrem hoch liegen (Edlund et al. 1985). Anderseits sind die notwendigen Stichprobenumfänge bei Antidepressivaprüfungen nicht regelmäßig realisierbar (Pocock 1983).

Selektion von Prüfstichproben

Die Selektionskriterien müssen sich an den folgenden Gesichtspunkten orientieren:

1. Die Gesamtheit der Prüfstichproben sollte den *gesamten Indikationsbereich* eines Präparats abdecken (Heimann 1975). Der Indikationsbereich von Antidepressiva umfaßt in der Regel schwere und leichte, endogene und nichtendogene Depressionen, ambulante und stationäre Patienten, Patienten mit und ohne begleitende körperliche Erkrankungen; ebenso zählen hierzu depressive Syndrome bei geriatrischen Patienten und im Rahmen nichtaffektiver psychiatrischer Erkrankungen. Für diese unterschiedlichen Patientengruppen sollten Evidenzen für die Wirksamkeit vorliegen.

2. Die Prüfstichproben sollten bezüglich des zu erwartenden Ansprechens auf Antidepressiva *homogen* sein. Patienten, die wahrscheinlich nicht auf Standardantidepressiva ansprechen oder eine rasche Spontanremission zeigen, sollten aus Prüfstichproben ausgeschlossen werden, wenn die Gleichwirksamkeit zwischen einem Prüfpräparat und einem Standardantidepressivum geprüft wird (s. oben). Das gilt besonders für chronische und wahnhafte Depressionen, da deren mangelndes Ansprechen auf Standardantidepressiva heute als gesichert angesehen wird (Klein et al. 1980; Spiker et al. 1985). Die Vorschaltung einer therapiefreien mehrtägigen Periode und die Forderung einer Mindestdauer der depressiven Erkrankung kann die Wahrscheinlichkeit von Spantanremissionen reduzieren. Die Forderung, Wirksamkeitsvergleiche zwischen Standardantidepressivum und Prüfpräparat an endogenen depressiven Patienten durchzuführen, um die antidepresssive Wirksamkeit der Standardantidepressiva zu garantieren, erscheint heute problematisch: die Diagnose „endogene Depression" ließ sich nämlich nicht als Prädiktor für das Ansprechen auf Antidepressiva sichern (s. Coryell u. Turner 1985, für weitere Literatur). Es ist sinnvoller, alle Patienten mit einem depressiven Syndrom (z. B. „major depressive episode" nach DSM-III) in Prüfstudien, die durch Standardantidepressiva kontrolliert sind, aufzunehmen und dabei jene Patienten auszuschließen, die wahrscheinlich nicht auf Standardantidepressiva ansprechen (z. B. chronische, therapieresistente Depressionen).

3. Um die Vergleichbarkeit zwischen verschiedenen Studien zu sichern und eine Generalisierbarkeit der Befunde zu erreichen, sollten Selektionskriterien *reliabel* definiert sein. Insbesondere sollten für Ein- und Ausschlußdiagnosen lediglich operational definierte Diagnosesysteme verwendet werden, die sich als reliabel erwiesen haben (z. B. Research Diagnostic Criteria-RDC, Diagnostic and Statistical Manual of Mental Disorders – DSM-III) (Endicott et al. 1982). ICD-9-Diagnosen gewährleisten dagegen keine ausreichende Vergleichbarkeit zwischen verschiedenen Zentren (Gastpar 1983).

4. Die Prüfstichproben sollten nur *konsekutiv* erhoben werden, um die notwendige Repräsentativität sicherzustellen.

Wenn eines dieser Kriterien nicht beachtet wird, steigt die Wahrscheinlichkeit einer Fehlbeurteilung des zu prüfenden Präparats. Es muß insbesondere das dringende Ziel sein, neu einzuführende Antidepressiva im gesamten Indikationsbereich zu prüfen.

Beurteilung des Therapieeffekts

Die Beurteilung des Therapieeffekts von psychopharmakologischen antidepressiven Therapien erfolgt durch Skalen, die die Subjektivität der Beurteilung reduzieren sollen. Bereits aufgrund der eingeschränkten Anwendbarkeit von Selbstbeurteilungsskalen bei schwer depressiven Patienten haben Fremdbeurteilungsskalen den Vorrang. Die ausreichende Validität und Reliabilität von Beurteilungsinstrumenten sind entscheidend für das Erkennen tatsächlich bestehender Unterschiede in der Wirksamkeit verschiedener Therapieverfahren. Die Prüfung der *Validität von Beurteilungsinstrumenten* ist aber durch die fehlende Klarheit über den Begriff „antidepressiver Effekt" erschwert. Insbesondere ist der Begriffsumfang des durch Antidepressiva zu beeinflussenden „depressiven Syndroms" unklar; es ist z. B. offen, ob neben der depressiven Kernsymptomatik auch andere Symptome (z. B. Angst, Zwangssymptome) oder somatische Beschwerden, die zugleich Nebenwirkungen darstellen können, berücksichtigt werden sollten (Bech 1981). Da eine antidepressive Wirksamkeit von einer anxiolytischen Wirksamkeit unterschieden werden sollte (Lader 1985), verdient die Differenzierung zwischen einem depressiven und einem Angst-Syndrom in der Evaluationsforschung besondere Aufmerksamkeit; empirische Studien legen nahe, daß zumindest die Syndrome anfallsartig auftretender Angst, phobischer und somatischer Angst vom depressiven Syndrom ausgegrenzt werden müssen (Philipp et al. 1986). Entsprechend sollten Instrumente zur Erfassung des antidepressiven Effekts diese genannten Angstsymptome nicht beinhalten.

Im einzelnen sind an Beurteilungsinstrumente des antidepressiven Therapieeffekts die folgenden Anforderungen zu stellen:
- Reliabilität zwischen verschiedenen Beurteilern innerhalb eines Zentrums und zwischen verschiedenen Behandlungszentren;
- Differenzierungsfähigkeit zwischen unterschiedlichen Schweregradstudien eines depressiven Syndroms (differentielle Validität);
- Differenzierungsfähigkeit zwischen verschiedenen Graden der Besserungen im Therapieverlauf („sensitivity to change"),
- Anwendbarkeit in unterschiedlichen Stichproben (transferability); z. B. sollte dieselbe Depressionsskala nicht bei älteren Patienten vor allem „körperliche Beschwerden" und bei jüngeren Patienten vor allem „depressive Verstimmungen" beurteilen;
- Homogenität, die es erlaubt, den Summenscore der Skala als objektives Maß des globalen Schweregrads der depressiven Symptomatik anzusehen (Bech 1981; Maier u. Philipp 1985).

Es besteht ein weitgehender internationaler Konsens, daß der Globalsummenscore der Hamilton-Depressions-Skala als der wesentliche Indikator für den Therapieeffekt verwendet werden sollte. Diese Skala zeigt aber in einigen Untersuchungen nur eine niedrige Reliabilität zwischen Beurteilern verschiedener Behandlungszentren (Welner 1972), keine hinreichende Differenzierungsfähigkeit bei schweren depressiven Syndromen, eine zu geringe „sensitivity to change", keine ausreichende „transferability" und Homogenität (Bech 1981; Maier u. Philipp 1985). Diese Mängel können zu Fehlbeurteilungen des Therapieeffekts von Standard- und Prüfsubstanzen führen. Inzwischen sind andere Fremdbeurteilungsskalen verfügbar, die eine reliablere und validere Beurteilung von antidepressiven Therapieeffekten versprechen; das gilt insbesondere für die von Bech und Rafaelsen entwickelte Melancholie-Skala (Bech 1981; Maier u. Philipp 1985). Diese Skala wurde jedoch bislang kaum in Antidepressivastudien verwendet; sie sollte neben der Hamilton-Depressions-Skala, die weiter als Vergleichsmaßstab zu früheren Prüfstudien notwendig ist, vermehrt angewendet werden.

Prüfdauer

Die meisten Prüfstudien dauern 4 Wochen. Dieser Zeitraum zur Beurteilung der antidepressiven Wirksamkeit wird häufig als ausreichend angesehen (Wittenborn 1979). Quitkin et al. (1984) konnten dagegen beobachten, daß in einer ambulanten Stichprobe erst in der 5. Therapiewoche und später ein ausgeprägter Wirksamkeitsunterschied zwischen Placebo und einer antidepressiven Medikation festzustellen war; Remissionen in den ersten 3 Wochen sind in dieser Studie unter Placebo und unter Standardantidepressiva gleich häufig. Eine zu kurze Versuchsdauer kann zu einer mangelnden Wirksamkeit von Standardantidepressiva im Vergleich zur Placebotherapie führen; unwirksame Substanzen würden also möglicherweise fälschlich als gleichwirksam mit dem Standardantidepressiva erscheinen. Daher könnten Therapiestudien an ambulanten Patienten mit einer Versuchsdauer unter 5 Wochen möglicherweise tatsächlich bestehende Unterschiede verkennen. Für Thereapiestudien an stationär versorgten Patienten liegen bisher noch keine systematischen empirischen Untersuchungen zur Feststellung der notwendigen Länge der Prüfdauer vor.

Dosierung

Eine unzureichende Dosierung des Standardantidepressivums kann auch zum Verkennen unwirksamer Prüfsubstanzen beitragen; denn zu niedrige Dosierungen können die Wirksamkeit eines Standardantidepressivums so reduzieren, daß in derselben Patientengruppe eine (hypothetische) Placebobehandlung zu einem vergleichbaren Erfolg geführt hätte. Die Dosierung eines Standardantidepressivums sollte bei stationär versorgten Patienten daher 150 mg nicht unterschreiten (Zis u. Goodwin 1979). Allerdings ist auch für Standardantidepressiva z. Z. noch kein optimaler Dosierungsbereich bekannt; selbst Standardantidepressiva können also nicht optimal dosiert werden (Task Force on the use of Laboratory Tests in Psychiatry 1985). Insbesondere ist die notwendige Dosierung von Standardantidepressiva in Prüfstudien mit ambulant versorgten Patienten unklar.

Störfaktoren

Störfaktoren sind Variablen, die neben der Medikation das Ergebnis von Prüfstudien beeinflussen können. Bekannte Störfaktoren sind:
- Alter und Geschlecht der Patienten;
- Anzahl der Vorphasen und Episodenlänge;
- Ausprägung des Depressions-Scores zu Beginn der Therapie;
- vorhergehende und begleitende Therapie; insbesondere Benzodiazepine können die Bioverfügbarkeit und Eigenwirkung von Standard- und Prüfmedikation beeinflussen.

Eine Kontrolle dieser Störfaktoren wird in Antidepressivastudien selten durchgeführt. Die Kontrolle dieser Störfaktoren kann prospektiv (bei der Versuchsplanung) oder retrospektiv (bei der Auswertung) erfolgen (Meier 1980). Mangelnde Kontrolle von Störfaktoren kann tatsächlich bestehende Wirksamkeitsunterschiede verdecken oder nicht bestehende Unterschiede fälschlicherweise darstellen. Zwei weitere Störfaktoren können das Ergebnis von Prüfstudien in schwer beurteilbarem Umfang beeinflussen:
- die Compliance der Patienten;
- der Einfluß des Informed Consent, der Voraussetzung für kontrollierte, randomisierte Studien ist.

Als mangelhaft sind die bisher vorliegenden Möglichkeiten zur objektiven Erfassung der Compliance anzusehen; entsprechend ist wenig über die Relevanz dieses Faktors bekannt. Bei Antidepressivaprüfungen bietet sich v. a. der Plasmaspiegel als Parameter zur Beschreibung der Compliance an. Daneben ist es aber notwendig, den Versuchsplan so zu entwerfen, daß die Compliance möglichst groß ist. Hierzu ist es nötig, die Bedingungsfaktoren für geringe Compliance zu ermitteln (z. B. Einfluß der Anzahl der Arztkontakte oder der Verordnungszeitpunkte).
Die Notwendigkeit zum Informed Consent kann die Repräsentativität der Prüfstichprobe einschränken; empirische Studien zur Beurteilung der Relevanz dieses Faktors sind notwendig (Helmchen 1980).

Abbruch der Studie bei einzelnen Patienten

Bei erheblichen Nebenwirkungen oder bei deutlicher Verschlechterung der Symptomatik muß aus ethischen Gründen eine Therapiestudie bei einem Patienten abgebrochen werden. Ebenso sollte verfahren werden, wenn der Patient seine Zustimmung zur Teilnahme an der Prüfstudie widerruft. Treten solche Ereignisse mehrfach auf, kann durch die Auswertung der abgeschlossenen Therapieverläufe ein verfälschtes Resultat entstehen. Die Berücksichtigung von sog. „Drop-outs" bei der statistischen Auswertung ist daher wünschenswert, stellt aber ein ungelöstes statistisches Problem dar (Möller u. Benkert 1980).

Mögliche Strategien

Ideale Prüfstudien enthalten drei Behandlungsgruppen: Placebo, Standardantidepressivum und Prüfpräparat. Der Vergleich mit Placebo ermöglicht die Feststellung der spezifischen antidepressiven Wirksamkeit des Prüfpräparats; der Vergleich mit dem Standardantidepressivum ermöglicht eine relative Abschätzung der Intensität der antidepressiven Wirksamkeit des Prüfpräparats. In den USA wird in der Regel mit diesen Prüfstudien gearbeitet (Richels 1986). Die restriktiven ethischen Normvorstellungen in der Bundesrepublik lassen eine breite Anwendung dieses Designs z. Z. nicht zu. Deshalb muß nach anderen Lösungen gesucht werden:

Multi-Center-Studien

Diese Studien sind geeignet, genügend Patienten für randomisierte Prüfstudien, die durch Standardantidepressiva kontrolliert sind, zu rekrutieren (Sartorius u. Helmchen 1982). Die Durchführung von Multi-Center-Studien muß aber gewährleisten, daß Rekrutierung, Behandlung und Beurteilung der Therapieeffekte so homogen gehandhabt werden, daß eine gemeinsame Auswertung der Ergebnisse aller beteiligten Zentren möglich ist. Insbesondere ist die Reliabilität der Beurteilung von Selektionskriterien und Skalen für alle beteiligten Ärzte vor Studienbeginn zu prüfen und ggf. durch Trainingsseminare zu verbessern; die Sicherung der Validität der Beurteilung des Therapieeffekts erfordert zudem Untersucher mit klinisch-psychiatrischer Erfahrung (Heimann 1975). Um sicherzustellen, daß das Standardantidepressivum bei der überwiegenden Mehrzahl der Patienten wirkt, sollten nur die Daten der Behandlungszentren in der Auswertung berücksichtigt werden, die für das Standardantidepressivum Responderraten von mindestens 60% beobachten. Die Häufigkeit von Spontanremissionen kann in diesem Design aber nicht kontrolliert werden.

Placebo-kontrollierte Studien

Mit der Durchführung placebo-kontrollierter Prüfstudien kann der notwendige Stichprobenumfang erheblich geringer gehalten werden. Solche Studien müssen aber ethisch vertretbar sein. Sie werden trotz dieser Schwierigkeiten v. a. in den USA für unerläßlich gehalten (Klerman 1986; Leber 1986; Rickels 1986). Die *ethische Rechtfertigung* von placebo-kontrollierten Studien ist schwierig und wird kontrovers geführt. Nach Helmchen (1982) ist der Einsatz von Placebo bei Evaluationsstudien dann vertretbar, wenn „eine spezifische Behandlung mit überzeugender Wirksamkeit nicht vorhanden ist oder wenn die Krankheit keine gefährliche oder lebensbedrohliche Intensität oder Akuität aufweist". Für eine breitere Anwendung von placebo-kontrollierten Studien sprechen auch die folgenden Argumente:

a) auch Placebo ist eine Therapie (Responderrate zwischen 30 und 45 %) (Fink 1986);

b) nur ca. ein Drittel der Gesamtgruppe depressiver Patienten zeigt unter Standardantidepressiva eine ausgeprägtere Remission als unter Placebo (Fink 1986); denn 30–45 % der Patienten remittieren unter Placebo und 50–75 % der Patienten remittieren unter Standardantidepressiva;

c) die angeführten methodischen Schwierigkeiten (s. S. 2–5) sind bei fehlenden placebo-kontrollierten Studien nicht in erwünschtem Umfang kontrollierbar und führen zum Verkennen der Unwirksamkeit von Präparaten; placebo-kontrollierte Prüfstudien würden es verhindern, daß Tausende von depressiven Patienten mit nichtwirksamen Präparaten behandelt werden, die infolge der Mängel der gängigen Prüfpraxis als Antidepressiva auf den Markt gelangten. Insbesondere wegen der unzureichend kontrollierbaren Wirksamkeit von Standardantidepressiva halten wir die begrenzte Durchführung placebo-kontrollierter Prüfstadien für notwendig.

Die *juristische Beurteilung* in der Bundesrepublik geht dagegen von der Zumutbarkeit der Placebotherapie für den einzelnen Patienten aus. Ethische Argumente, die auf eine Verbesserung der Therapie für die Gesamtheit depressiver Patienten abzielen, werden in der juristischen Diskussion nicht gewürdigt (Schreiber 1986).

Bei der Durchführung von placebokontrollierten Prüfstudien müssen Patienten mit Suizidalität und schweren Formen einer Depression ausgeschlossen werden. Wenn außerdem ein Patient im Rahmen einer solchen Studie eine erhebliche Verschlechterung in seinem Befinden erfährt, muß die Studie bei diesem Patienten abgebrochen werden. Eine kontinuierliche Datenauswertung auf der Basis der Sequentialanalyse kann bei fehlender Wirksamkeit des Prüfpräparats bereits vorzeitig einen Studienabbruch nahelegen. Damit kann eine unnötige Placebobehandlung von Patienten verhindert werden (Maier u. Benkert 1986). Es stehen außerdem einige spezielle Designs zur Durchführung placebo-kontrollierter Designs zur Verfügung, die ethisch vertretbar und für die betroffenen Patienten zumutbar sind (Maier u. Benkert 1986).

Als Placebopräparate kommen nur Medikationen in Frage, deren spezifische Komponenten mit Sicherheit keine Wirksamkeit aufweisen. Die mögliche Wirksamkeit von Placebopräparaten darf lediglich auf unspezifische Faktoren (z. B. „Das-sich-behandelt-fühlen") zurückzuführen sein (Grünbaum 1986). Daher scheiden sog. Pseudoplacebos (niedrigdosierte Standardpräparate, Vitaminpräparate) als Placebomedikationen aus (Grünbaum 1986).

Präparate mit überlegener Wirksamkeit

Eine andere, restriktivere Alternative liegt darin, ein neues Präparat nur dann als Antidepressivum zuzulassen, wenn es in der Mehrzahl der Prüfstudien eine bessere antidepressive Wirksamkeit als ein Standardantidepressivum gezeigt hat. In diesem Fall sind die Anforderungen an die notwendigen Stichprobenumfänge geringer. Präparate, die den Standardantidepressiva nicht überlegen sind, würden nach diesem Vorschlag keine Zulassung als Antidepressivum erlangen. In Anbetracht der Vielzahl der zur Verfügung stehenden Antidepressiva würde diese restriktive Strategie die Therapiemöglichkeiten für depressive Patienten nicht einschränken.

Jedenfalls sollten in Zukunft Prüfstudien lediglich nach der Vorlage eines nach biostatischen Gesichtspunkten vertretbaren Versuchsdesigns durchgeführt werden, das die Gefahr der Verkennung einer mangelnden Wirksamkeit von Prüfpräparaten minimiert; insbesondere sollten alle kontrollierten Prüfstudien nach dem Schweregrad geschichtet werden. Arbeiten zur Verbesserung von Reliabilität und Validität der Beurteilung antidepressiver Effekte und der Selektionskriterien müssen intensiviert werden. Ebenso sind vermehrt Arbeiten zur Erfassung und Kontrolle von Störfaktoren notwendig. Eine intensivere Erarbeitung von Prädiktoren und von Bedingungen des Ansprechens auf antidepressive Pharmakotherapie wäre für eine bessere Versuchsplanung förderlich.

Eine Ergänzung der verfügbaren Antidepressiva durch neue Präparate, die gleich oder weniger wirksam als Standardpräparate sind, die aber keine zusätzlichen Vorteile aufweisen, ist wenig sinnvoll. Selbst wenn sich ein Präparat unter den hier vorgeschlagenen verschärften Prüfbedingungen als gleichwirksam mit Standardantidepressiva ausweist, sollte erst dann eine Zulassung erfolgen, wenn es entweder besser verträglich ist, zusätzliche Therapiemöglichkeiten eröffnet oder geringere Herstellungskosten verursacht. Bereits neu eingeführte Antidepressiva mit fraglicher klinischer Wirksamkeit sollten unter verschärften Prüfbedingungen einer neuerlichen Wirksamkeitsprüfung unterzogen werden. In Zukunft muß die pharmazeutische Industrie davon abgehalten werden, Prüfstudien mit unzureichender Qualität vorzulegen.

Wir verstehen diese vorgeschlagenen Strategien als Diskussionsbeitrag für eine notwendige Verbesserung der Prüfung von potentiell antidepressiven Substanzen. Die Fortsetzung der Diskussion über die methodischen Minimalbedingungen für die Prüfstudien und die Zulassung von Antidepressiva erachten wir als unerläßlich.

Zusammenfassung

Die gängige Prüfpraxis für potentielle Antidepressiva in der Bundesrepublik beruht auf dem Nachweis der Gleichwirksamkeit von Prüfpräparat und Standardantidepressiva. Die Durchführung solcher Studien bietet keine ausreichende Gewähr für den eindeutigen Nachweis der antidepressiven Wirksamkeit eines als Antidepressivum eingeführten Präparats: es besteht die Gefahr, daß unwirksame oder nur schwach wirksame Substanzen als Antidepressiva in den Handel gelangen. Hierfür ist die Methodologie der Prüfstudien wesentlich verantwortlich. Deren Mängel werden aufgezeigt und Verbesserungsvorschläge zur Diskussion gestellt.

Danksagung. Diese Arbeit wurde durch die Paul-Martini-Stiftung der medizinisch-pharmazeutischen Studiengesellschaft e.V. unterstützt.

Literatur

Bech P (1981) Rating scales for affective disorders: their validity and consistency. Acta Psychiatr Scand 64 [Suppl] 295:101

Beckmann H (1983) Therapie mit nicht-tricycliochen Antidepressiva. In: Langer G, Heimann H (Hrsg) Psychopharmaka. Grundlagen und Therapie. Springer, Berlin Heidelberg New York Tokyo, S 140–145

Benkert O, Holsboer F, Orengo P (1981) Zum Wirkungsnachweis von Antidepressiva. In: Lechner H, Kugler J, Fontanari D (Hrsg) Depressive Syndrome, Chronischer Alkoholismus, Excerpta Medica, Amsterdam, S 102–114

Benkert O, Hippius H, Wetzel H (1986) Psychiatrische Pharmakotherapie, 4. Aufl. Springer, Berlin Heidelberg New York Tokyo

Bland JM, Jones DR, Bennet S, Cook DG, Haines AP, MacFarlane A (1985) Is the clinical trial evidence about new drugs statistically adequate. Br J Clin Pharmacol 19:155–160

Coryell W, Turner R (1985) Outcome with desimipramine therapy in subtypes of nonpsychotic major depression. J Affective Disord 9:149–154

Edlund MJ, Overall JE, Rhoades HM (1985) Beta, or type II error in psychiatric controlled clinical trials. J Psychiatr Res 19:563–567

Endicott J, Nee J, Theiss J, Cohen J, Williams JBW, Simon R (1982) Diagnostic criteria. Reliabilities and agreement between systems. Arch Gen Psychiatry 39:884–889

Fink M (1986) The ethics of placebo. In: White C, Trusky B, Schwartz G (eds) Placebo. Guilford, New York, pp 423–426

Gastpar M (1983) The ICD-9 and SADD-criteria for depression. Acta Psychiatr Scand 68 [Suppl] 310:31–41

Grünbaum A (1986) The placcbo concept in medicine and psychiatry. Psychol Med 16:19–38

Heimann H (1975) Methodologische Probleme bei der Effizienzprüfung von Psychopharmaka. Arch Psychiatr Nervenkr 220:255–268

Helmchen H (1980) Problems of informed consent for clinical trials in psychiatry. Controlled Clin Trials 1:435–440

Helmchen H (1982) Probleme der Therapieforschung in der Psychiatrie. Nervenarzt 53:377–384

Klein DF, Gittelmann R, Quitkin F, Rifkin A (1980) Diagnostic and drug treatment of psychiatric disorders: Adults and children, 2nd edn. Williams & Wilkins, Baltimore

Klerman G (1986) Scientific and ethical considerations in the use of placebo controls in clinical trials in psychopharmacology. Psychopharmacol Bull 22:25–29

Lader M (1985) Antidepressants and anxioytics. Br J Clin Pharmacol 19:295–315

Leber P (1986) The Placebo control in clinical trials (a view from the FDA). Psychopharmacol Bull 22:30–32

Maier W, Philipp M (1985) Comprehensive analysis of observer-depression scales. Acta Psychiatr Scand 72:239–245

Maier W, Benkert O (1986) Placeboeinsatz bei Antidepressivaprüfungen. In: Hippius H, Überla K, Laakmann G, Hasford J (Hrsg) Das Placebo-Problem. Gustav Fischer, Stuttgart, S 133–150

Meicr P (1980) Stratification in the dcsign of a clinical trial. Controllcd Clin Trials 1:355–362

Möller HJ, Benkert O (1980) Methoden und Probleme der Beurteilungen der Effektivität psycho-pharmakologischer und psychologischer Therapieverfahren. In: Biefang S (Hrsg) Evaluationsforschung in der Psychiatrie: Fragestellungen und Methodik. Enke, Stuttgart, S 54–128

Morris JB, Beck AT (1974) The efficacy of antidepressant drugs. Arch Gen Psychiatry 30:667–674

Philipp M, Maier W, Buller R, Hocheiser P (1986) Angst, Depression und körperliche Symptome. In: Helmchen H, Linden M (Hrsg) Die Differenzierung von Angst und Depression. Springer Berlin Heidelberg New York Tokyo, S 83–94

Pocock SJ (1983) Clinical trials. Wiley, New York
Quitkin FM, Rabkin JG, Ross D, McGrath PJ (1984) Duration of antidepressant drug treatment. Arch Gen Psychiatry 41:238–245
Rickels K (1986) Use of placebo in clinical trials. Psychopharmacol Bull 22:19–24
Sartorius N, Helmchen H (eds) (1982) Multicenter trials. Karger, Basel
Schreiber HL (1986) Rechtliche Grenzen für die Zulässigkeit der Placebo-Anwendung. In: Hippius H, Überla K, Laakmann G, Hasford J (Hrsg) Das Placebo-Problem. Gustav Fischer, Stuttgart, S 11–22
Spiker DG, Weiss JC, Dealy RS, Griffin SJ, Hanin J, Neil JF, Perel JM, Rossi AJ, Soloff PH (1985) The pharmacological treatment of delusional depression. Am J Psychiatry 142:430–436
Task force on the use of laboratory tests in psychiatry (1985) Tricyclic antidepressants – blood level measurement and clinical outcome: An APA task force report. Am J Psychiatry 142:155–162
Welner J (1972) Eine internationale multizentrische Doppelblindprüfung eines neuen Antidepressivums. In: Kielholz P (Hrsg) Depressive Zustände. Huber, Bern, S 209–220
Wittenborn JR (1979) Guidelines for clinical trials in psychopharmacology. In: Lipton MA, Dimascio A, Killam K (Hrsg) Psychopharmacology. A generation of progress. Raven Press, New York, pp 833–841
Zis AP, Goodwin FK (1979) Novel antidepressants and the biogenic hypothesis of depression. Arch Gen Psychiatry 36:1097–1107

Workshop „Pharmakologische Grundlagen"
*mit H. Hippius**

M. Osterheider

Wirksamkeitsnachweis durch placebo-kontrollierte Studien

Bezugnehmend auf das Postulat von Benkert, in Zukunft mehr placebo-kontrollierte Doppelblindstudien im Rahmen der Arzneimittelschöpfung durchzuführen, wies Hippius auch auf die zunehmende Notwendigkeit einer zuvor durchzuführenden „offenen" Pilot-Behandlung mit einem neuen Pharmakon hin. Zuerst sollten an einer kleineren Anzahl von Patienten erste Wirkeffekte mit einer neuen Substanz geprüft und somit Erfahrungen gewonnen werden, die dann auch Eingang finden sollten in die Erstellung von Prüfdesigns und später durchzuführende kontrollierte Arzneimittelprüfungen. Hippius stellte vor allem nochmals heraus, daß es zunächst keine Alternative sei, *entweder* eine placebokontrollierte Untersuchung mit wenig beteiligten Patienten *oder* eine Prüfung gegenüber einer Referenzsubstanz (herkömmliches Antidepressivum) unter Einschluß vieler Patienten durchzuführen, sondern daß vielmehr beide Strategien bei der Prüfung des Wirksamkeitsnachweises von Antidepressiva in zeitlicher Abfolge zur Anwendung kommen müssen.

Insgesamt besteht allerdings ein klares Plädoyer für eine vorhergehende offene Behandlung, deren Beobachtungen und Ergebnisse in Kasuistiken zusammengefaßt werden sollten.

Darüber hinaus wurde von den Diskussionsteilnehmern herausgestellt, daß gerade auch Arzneimittelprüfungen in der Nachzulassungsphase von besonderer Bedeutung sind und in Zukunft verstärkt durchzuführen seien (sog. Phase-IV-Studien oder „post-marketing drug surveillance"). Gerade hinsichtlich der Erfassung von Langzeitnebenwirkungen ist dieses Vorgehen von besonderer Bedeutung.

Einschränkend wurde aber auch noch einmal hervorgehoben, daß sich u. U. der Vorteil niedriger Fallzahlen bei placebo-kontrollierten Studien relativiert, wenn es in solchen Studien eine ausgesprochen hohe Anzahl von sog. Placebo-Respondern gibt, so daß auch dann höhere Fallzahlen geprüft werden müssen, um differentielle Wirkeffekte aufzuzeigen.

Die in die Diskussion eingebrachten, vermehrt geforderten offenen Pilot-Behandlungen seien sozusagen als „Screening"-Instrument zu verstehen, welches zuläßt, mit einer neuen Substanz Erfahrungen zu machen, ohne eine größere Anzahl von Patienten nicht näher einschätzbaren Risiken auszusetzen.

---

* (Prof. Benkert konnte während der Diskussion leider nicht anwesend sein.)

Hippius unterstrich – gerade auch aus ethischen und juristischen Gründen – die Forderung nach vermehrten placebo-kontrollierten Studien und stellte heraus, daß gerade der Psychiater – u. a. auch im Gespräch mit seinen Patienten – immer wieder darauf hinweisen solle, daß Placebo keine „Nicht-Therapie" ist, sondern bei guter Handhabung durchaus effiziente Behandlungsergebnisse unter einer Placebo-Therapie zu erzielen seien. Dies gelte gerade für depressive Syndrome und insbesondere für ambulant zu behandelnde depressive Patienten. Stationäre Behandlungsindikationen, wie z. B. Suizidalität, verbieten selbstverständlich eine Aufnahme solcher Schwerkranker in placebo-kontrollierte Studien. Darüber hinaus sei auch bei großangelegten Multicenter-Studien mit einer Vielzahl von Patienten die sog. Einzelfallanalyse nicht zu vernachlässigen. Unter Umständen sind aus der vertieften, quasi kasuistischen Betrachtung eines einzelnen von mehreren hundert Patienten weiterreichende Erkenntnisse zu gewinnen als aus einem aus Mittelwerten gebildeten Globalergebnis. Es sei somit nicht wünschenswert – so Prof. Hippius abschließend zu diesem Diskussionspunkt – daß die traditionsreiche Kasuistik wissenschaftlich gering geschätzt werde, sondern daß sie vielmehr als methodisches Instrument ihren ursprünglichen Wert zugesprochen bekomme.

Placebo-kontrollierte Prüfungen: Aufklärung und ethische Aspekte

Insbesondere wurde herausgestellt, daß eine ausführliche, umfassende und vor allem ehrliche sowie offene Aufklärung des Patienten bei placebo-kontrollierten Studien unabdingbar sei. Hippius betonte, daß der Patient auch darüber zu informieren sei, daß Placebo eine Therapie sein kann. Das Informationsgespräch soll darüber hinaus auch weitere Aspekte mit einschließen: Der Einfluß geänderter Umgebungsbedingungen, z. B. durch die Aufnahme in eine Klinik, kann ebenso wie die Tatsache spezifischer Zuwendung durch Ärzte und Pflegepersonal von therapeutischer Bedeutung sein.

Andererseits sei davor zu warnen, bei placebo-kontrollierten Studien vorschnell mit dem Begriff „naturalistische Studie" zu arbeiten. Jede geplante, methodisch hervorragend angelegte Studie sollte zwar so „naturalistisch" wie möglich sein, entspricht dann aber im eigentlichen Sinne nicht naturalistischen Behandlungsbedingungen. Naturalistisch ist letztlich nur das, was in der täglichen Praxis unter Routinebedingungen geschieht.

In diesem Zusammenhang wurde sowohl von Hippius als auch von Osterheider herausgestellt, daß in Zukunft mehr retrospektive Auswertungen von Arzneimittelbehandlungen durchgeführt werden sollten. Nur Auswertungen von Behandlungen, die unter Routinebedingungen in Kliniken oder in Praxen durchgeführt worden sind, spiegeln tatsächlich naturalistische Bedingungen wider.

Hippius und Osterheider plädierten u. a. auch dafür, nach Zulassung neuer Substanzen – u. a. auch nach der Einführung von Fluoxetin – nach 1–2 Jahren erneut in einem wissenschaftlichen Symposium retrospektiv Analysen und Daten zusammenzutragen, um daraus therapeutische Rückschlüsse zu ziehen. Hippius wies in diesem Zusammenhang auf interessante Erfahrungen bei der retrospektiven Auswertung jahrelanger Behandlung mit Clozapin hin, eine Untersuchung, die von Hippius und Naber in München durchgeführt wurde. Diese Daten waren ursprünglich nie in Richtung einer offenen wissenschaftlichen Auswertung angelegt, sondern bestanden nur in einer gewissen strukturierten Basisdokumentation. Die Analyse dieser unter „naturalistischen Routinebehandlungen" gewonnenen Daten zeigen jetzt Aufschlüsse, die man von kontrollierten Doppelblinduntersuchungen nicht erwarten kann.

Osterheider wies darauf hin, daß bei der zunehmenden Kooperation von Universitätsklinken mit niedergelassenen Kollegen in der Praxis dem Problem der Aufklärungspflicht besondere Bedeutung zukommt. Die Aufklärung sollte im Falle einer Kooperation von Universitätskliniken mit Arztpraxen im Rahmen von Arzneimittelprüfungen immer gemeinsam mit dem Studienarzt und dem behandelnden Arzt durchgeführt werden, da der den Patienten langfristig betreuende Arzt in der Praxis die psychosozialen Lebensbedingungen besser kennt und entsprechend auch in die Patientenaufklärung miteinbeziehen kann. Die ersten Erfahrungen in solchen Klinik-Praxis-Forschungsgruppen (u. a. in Berlin, Mainz und Würzburg) zeigen, daß dieses Vorgehen von den Patienten ausgesprochen gut aufgenommen und akzeptiert wird.

Operationalisierte Diagnostik

Ein methodisches Problem gerade auch bei der Bewertung von Ergebnissen durchgeführter Arzneimittelprüfungen stellen die unterschiedlichen diagnostischen Eingangskriterien dar. Mit Einführung operationalisierter Diagnoseverfahren und -kriterien (z. B. DSM-III, ICD etc.) besteht zwar eine gewisse Vereinheitlichung, jedoch gibt es weiterhin teils stark divergierende Klassifikationssysteme. Gerade die anhand angloamerikanischer Untersuchungen mittels operationalisierter Diagnosesysteme durchgeführten Arzneimittelprüfungen lassen sich in ihren Ergebnissen teils nur unzureichend auf deutschsprachige Diagnosemodelle und -klassifikationssysteme übertragen.

Hippius plädiert in diesem Zusammenhang auch für die Beibehaltung klinisch bewährter Begriffe, wie der endogenen Depression, stellt aber auch die Vorteile der neuen Diagnosesysteme heraus: Die Operationalisierung führt – zumindestens im Rahmen von klinischen Prüfungen – zum Einschluß homogener Patientenkollektive. Die Operationalisierung des diagnostischen Prozesses auf verschiedenen Achsen läßt auch die Einbeziehung von Verlaufsparametern und psychosozialen Faktoren zu und stellt somit eine Ergänzung alleiniger psychopathologischer Vorgehensweisen dar. Das DSM-III-System hat gerade diesbezüglich gegenüber der ICD-Klassifikation deutliche Vorteile, obwohl im deutschsprachigen Raum traditionsgemäß dem ICD-System eher der Vorzug gegeben wird.

Insgesamt sei aber hervorgehoben, daß einem Diagnosesystem alleine nicht zu folgen sei, wenn klinische Empirie und Beobachtung vernachlässigt werden.

Wirksamkeitsnachweis bei Angsterkrankungen

In letzter Zeit wird den serotonerg wirksamen Substanzen – und hier vornehmlich den über eine selektive Serotonin-Wiederaufnahmehemmung wirkenden Antidepressiva – in der Therapie von Angststörungen besondere Bedeutung zuteil.

Osterheider berichtete über eigene Erfahrungen aus der amerikanischen Arbeitsgruppe um Klein und Mitarb., die sich schon seit einiger Zeit mit der Wirksamkeit von Fluoxetin bei verschiedenen Angststörungen befassen. Bisher wurden kleinere Pilotstudien publiziert, die Hinweise darauf geben, daß z. B. Patienten mit Panikerkrankung unter der Behandlung mit Fluoxetin Besserungen zeigen. Es wurde beschrieben, daß die Intensität und Frequenz von Panikattacken abnimmt. Zum jetzigen Zeitpunkt scheint es aber noch verfrüht, definitive Aussagen zur Wirksamkeit von serotonergen Antidepressiva bei unterschiedlichen Angsterkrankungen zu treffen. Die bisher publizierten Ergebnisse und laufenden Prüfungen scheinen vornehmlich auf eine Wirksamkeit bei der Panikerkrankung hinzuweisen und weniger eine entsprechende Effizienz bei anderen Angsterkrankungen (z. B. generalisierte Angststörung, Phobien).

Besondere Bedeutung kommt aber der Anwendung von Serotoninwiederaufnahmehemmern in der Behandlung der Zwangserkrankung („obsessive-compulsive disorder" nach DSM-III-R) zu. Hier wies vor allem die Würzburger Arbeitsgruppe um Osterheider und Mitarb. auf erste Erfahrungen mit Fluoxetin hin, welches hinsichtlich des Schweregrades und der Häufigkeit von vornehmlich Zwangshandlungen durchaus gute Resultate zeigt.

Erwähnenswert scheint insbesondere, daß in der Behandlung der Zwangserkrankung mit serotonergen Substanzen deutlich höhere als üblicherweise bei der antidepressiven Therapie eingesetzte Dosen notwendig sind. So zeigte sich bei den diesbezüglichen Publikationen jeweils eine Therapie-Response bei einer Behandlungsdosis um 60 mg/Tag.

Auch hier bedarf es sicherlich noch weiterer, vor allem langzeitkontrollierter Untersuchungen, um abschließende Aussagen treffen zu können. Insgesamt zeigen sich aber erfolgversprechende Therapiealternativen auf.

Klassifikation von Antidepressiva

Bei der Diskussion über die sog. „neue Generation" der Antidepressiva kommt gerade vor dem Hintergrund des zunehmend selektiveren Wirkmechanismus die Frage nach der Einordnung solcher Substanzen in herkömmliche Klassifikationsschemata auf. Besonders rege wird die Stellung von Fluoxetin und ähnlichen Substanzen im sog. Kielholz-Schema diskutiert.

Hippius stellte nochmals heraus, daß das Kielholz-Schema sicherlich für den praktisch tätigen Arzt eine wichtige Bereicherung darstelle. Neben seinem Bekanntheitsgrad läßt es zumindestens eine grobe Einteilung in Analogie zu verschiedenen Wirkspektren der Antidepressiva zu. Die differenziertere Betrachtungsweise und wissenschaftliche Untersuchung solcher Klassifikationsschemata hat in der Vergangenheit aber immer wieder zu der Erfahrung geführt, daß mehrere Faktoren für die Stellung und die differentielle Wirkung verschiedener Psychopharmaka im Gesamtspektrum entscheidend sind, als alleine die Effekte auf Antrieb und Stimmung. In diesem Zusammenhang sind besonders dosisabhängige Wirkspezifitäten zu erwähnen sowie auch krankheitsimmanente, vor allem psychopathologische Parameter, die die medikamentöse Wirkung einer Substanz entscheidend beeinflussen können. Gerade die selektiven Antidepressiva eignen sich weniger gut zu einer quasi „holzschnittartigen" Eingruppierung in das Kielholz-Schema.

Zum Fluoxetin selbst wurde von mehreren Diskutanten ausgeführt, daß bei einigen Patienten sowohl aktivierende, wie aber auch andererseits beruhigende Wirkeffekte zu beoachten waren. Aus den kontrollierten Prüfstudien ist eine die Psychomotorik und den Antrieb stabilisierende Wirkung abzuleiten. Klinisch läßt sich letztendlich als Konsens feststellen, daß Fluoxetin und sicherlich auch ähnliche Substanzen nicht sedieren. Ein Aspekt, der sicherlich beim differenzierten Einsatz von Antidepressiva zur Behandlung depressiver Syndrome beachtet werden muß und ggf. auch bei bestimmten Patientengruppen eine entsprechende Begleitmedikation erfordert.

Kombinationen von Fluoxetin mit anderen Psychopharmaka

Die Erfahrungen zur Kombination von serotonergen Substanzen mit anderen Psychopharmaka sind noch recht dürftig. Eine definitive Aussage läßt sich lediglich für die als obsolet geltende Kombination von Fluoxetin mit MAO-Hemmern machen. In dieser Kombination sind schwerwiegende Zwischenfälle beschrieben worden, und ähnliche Erfahrungen wurden ja bereits mit anderen vorwiegend über das Serotoninsystem wirkenden Antidepressiva, wie z. B. dem Clomipramin, gemacht. Hippius stellte nochmals die Bedeutung des Einsatzes selektiver serotonerger Substanzen u. a. auch in Kombination mit herkömmlichen Antidepressiva zur Behandlung der sog. therapieresistenten Depression heraus. Gerade aber auch bei dieser Gruppe – so Hippius – sei eine Kombination von MAO-Inhibitoren und selektiv serotonergen Substanzen aus den genannten Gründen zu vermeiden.

Abschließend wurde darauf hingewiesen, daß gerade der wissenschaftlich begleitenden Anwendungsbeobachtung in der sog. Nachzulassungsphase hinsichtlich der Kombination mit anderen Medikamenten besondere Bedeutung zukommt. Wissenschaftlich bewegt man sich bei diesen Untersuchungen zumindestens im deutschsprachigen Raum noch auf einem neuen Gebiet, so daß gut kontrollierte Anwendungsbeobachtungen in Zukunft wünschenswert erscheinen.

Serotonin und Depression

N. MATUSSEK

Einleitung

Mitte der 60er Jahre wurde die Noradrenalin (= NA)- und Serotonin (= 5-HT)-Hypothese der Depression aufgestellt. Seitdem bemühte man sich in der biologisch-psychiatrischen Forschung, die postulierten Stoffwechseldefekte dieser Neurotransmitter an depressiven Patienten aufzudecken. Im Hinblick auf den NA-Stoffwechsel läßt sich heute sagen, daß das anfangs postulierte NA-Defizit in den Nervenendigungen als primäre Störung bei mono- und bipolaren Depressionen nicht nachzuweisen war. Heute spielen in der Diskussion bei Störungen im noradrenergen System eher Rezeptorempfindlichkeits-Veränderungen eine Rolle. Im Gegensatz dazu liegen beim Serotonin einige Befunde vor, die auf ein Serotonin-Defizit hinweisen. Bevor ich auf bestimmte depressive Symptome eingehe, die heute im Zusammenhang mit dem 5-HT-Stoffwechsel diskutiert werden, möchte ich einen kurzen historischen Rückblick über die Entwicklung der 5-HT-Forschung geben.

Rückblick

Ende der 40er Jahre wurde in der Arbeitsgruppe von Irvine Page in Cleveland, USA, ein vasokonstriktiver Faktor isoliert, kristallisiert und in seiner Struktur als 5-Hydroxytryptamin (= 5-HT) aufgeklärt (Rapport et al. 1948). Diese Substanz wurde aufgrund ihrer Gefäßwirkung Serotonin benannt. Page war übrigens der erste Leiter der neurochemischen Abteilung im von Emil Kraepelin gegründeten Kaiser-Wilhelm-Institut für Psychiatrie in München Ende der 20er Jahre.

Unabhängig davon arbeiteten in Italien schon seit den 30er Jahren Erspamer u. Mitarb. mit histochemischen Methoden, u. a. an den enterochromaffinen Zellen im Gastrointestinaltrakt. Sie fanden einen darmstimulierenden Faktor, welchen sie Enteramin nannten. 1952 stellte sich heraus, daß Serotonin und Enteramin identische Substanzen sind (Erspamer 1954, mit weiterer Literatur). Im Laufe der Zeit setzte sich der Name Serotonin für 5-Hydroxytryptamin durch.

Aufgrund des Antagonismus zwischen LSD und 5-Hydroxytryptamin war es Gaddum (1953), der als erster auf die mögliche Bedeutung des Serotonins für die Hirnfunktion hinwies.

Bald nach Einführung des Reserpins in die Bluthochdruckbehandlung wurde beobachtet, daß rund 15 % der mit Reserpin behandelten Patienten ein schweres depressives Syndrom entwickelten. Zu dieser Zeit, ab 1955, beschäftigte sich vor allem die Arbeitsgruppe von B. B. Brodie am NIH in USA mit dem Wirkungsmechanismus des Reserpins, speziell mit der Reserpinsedation beim Tier (z. B. Pletscher et al. 1956) und der Umkehr durch Desmethylimipramin (= DMI). Namhafte Neuropharmakologen arbeiteten damals im Labor von Brodie, wie A. Pletscher, A. Carlsson, F. Sulser, E. Costa u. a. Brodie u. Mitarb. waren anfangs der Meinung, daß die Reserpinsedation durch den Serotoninmangel in den Nervenendigungen verursacht wird.

1957 fand A. Carlsson nach Rückkehr aus den USA in Göteborg, daß Reserpin auch Dopamin, später (1959) Pletscher, Kärki sowie Paasonen, daß Reserpin auch Noradrenalin freisetzt. Von diesen amerikanischen und europäischen Arbeitsgruppen wurde jedoch zu dieser Zeit kein Zusammenhang von Freisetzung eines dieser wichtigen Neurotransmitter mit einem depressiven Syndrom diskutiert.

Woolley (1962) war es, der die Serotoninhypothese der Schizophrenie auch auf die Depression übertrug, wobei er sich von den Überlegungen der Einheitspsychose leiten ließ.

Als erster wies vor allem C. Coppen (1967) auf die Bedeutung des Serotonins für Depression und antidepressive Mechanismen hin, da er eine Potenzierung des antidepressiven Defekts von MAO-Hemmern durch Tryptophan gefunden hatte. Ein weiterer namhafter Vertreter der 5-HT-Hypothese war zu dieser Zeit schon H. van Praag (1969).

Serotonin-gesteuerte Funktionen

Im folgenden werden einige Funktionen besprochen, die heute im Zusammenhang mit dem 5-HT-System diskutiert werden und bei einem depressiven Syndrom häufig gestört sind.

Schlaf

Nach Brodie sollte 5-HT das Neurohormon des trophotropen Systems sein, das nach W. R. Hess den Schlaf steuert. In Anlehnung an diese Vorstellungen ließen sich von uns im Hirn von Hamstern (Matussek u. Patschke 1964) und Mäusen (Matussek et al. 1966) signifikant höhere 5-HT-Konzentrationen im Hirn während der Schlafphasen als im Wachzustand nachweisen. Ausgedehnte tierexperimentelle Untersuchungen, vor allem von der Arbeitsgruppe Jouvet, zeigten, daß vor allem die Tiefschlafphasen serotonerg gesteuert werden (Übersicht s. Puizillout et al. 1981). Leider ließen sich später am Menschen die tierexperimentell gewonnenen Erkenntnisse der Schlafsteuerung nicht immer bestätigen.

Sexualität und Aggressivität

Depressive Patienten klagen häufig über Libidoverlust und Abnahme der sexuellen Aktivität. Wird bei Tieren die 5-HT-Biosynthese durch p-Chlorphenylalamin (= pCPA) gehemmt und damit der Serotoninspiegel gesenkt, kommt es jedoch meist zu einer Steigerung und nicht zu einer Reduktion sexueller Aktivität. Oft führt bei Tieren eine pCPA-Behandlung nicht nur zu Hypersexualität, sondern auch zu starkem aggressiven Verhalten („fighting behaviour"), vor allem, wenn durch Dopagaben der Katecholaminumsatz im Hirn zusätzlich gesteigert wird (Benkert et al. 1973a, b, mit weiterführender Literatur).

Von Interesse im Zusammenhang von 5-HT-Mangel und aggressivem Verhalten im Tierexperiment sind die klinischen Befunde von Åsberg u. Nordström (1988) an depressiven Patienten mit suizidalem Verhalten sowie die Ergebnisse von Brown u. Goodwin (1986) an nichtdepressiven, aber aggressiven Soziopathen. Vor allem die Patienten, die besonders harte Suizidmethoden anwandten, zeigen besonders niedrige 5-Hydroxyindolessigsäure (= 5-HIES)-Konzentrationen im Liquor. 5-HIES ist der Hauptmetabolit des 5-HT. In der Soziopathenstudie von Brown u. Goodwin (1986) ergab sich eine signifikante negative Korrelation zwischen 5-HIES im Liquor und Aggressionsscore.

Es liegen jedoch auch Postmortem-Befunde von Kauert et al. (1989) mit signifikant erhöhten 5-HT- und von Arató et al. (1988) mit erhöhten 5-HIES-Liquorkonzentrationen bei Suizidierten im Vergleich zu Nichtsuizidierten vor. Im Augenblick ist es nicht möglich, die Diskrepanz zwischen den an lebenden Probanden und nach dem Tod erhobenen Befunden zu erklären. Ob die erniedrigte 5-HT-Bindung in der Epiphyse Suizidierter (Sparks u. Little 1990) mit den Liquorwerten korrelieren, muß noch geprüft werden.

Diese Ergebnisse weisen alle auf enge Beziehungen zwischen Auto- und Fremdaggressionen zum 5-HT-Stoffwechsel hin.

Appetit

Eine weitere Diskrepanz in der Beziehung zwischen 5-HT-System und Depression finden wir bei einem häufigen Symptom einer Depression, nämlich bei der Appetitlosigkeit. Wiederum zeigen Tierexperimente, daß eine Unterfunktion in 5-HT-Neuronen zu einer Appetitsteigerung und Gewichtszunahme, eine Überfunktion zu Appetitmangel und Gewichtsverlust führen. In der hervorragenden Übersicht von Meltzer u. Lowy (1987) zum gegenwärtigen Stand der 5-HT-Hypothese der Depression vertreten die Autoren deshalb die Meinung, daß die komplexe neurobiologische Regulation der Nahrungsaufnahme heute noch nicht genügend aufgeklärt ist.

Stimmung

Das wichtigste Symptom einer Depression ist letztlich die depressive Stimmung. Wenn ein 5-HT-Defizit dafür verantwortlich wäre, müßten Tryptophan oder 5-Hydroxytryptophan in Kombination mit einem Decarboxylasehemmer die besten und spezifischsten Antidepressiva sein. Dies ist jedoch nicht der Fall. Die oben von Coppen (1967) mit Tryptophan erhobenen Befunde wurden in Kombination mit einem MAO-Hemmer erhoben, durch den aber auch andere Neurotransmitter beeinflußt werden, also sich diese Untersuchung nicht als Beweis für den antidepressiven Effekt einer Tryptophan-Monotherapie heranziehen läßt. Es existiert allerdings eine interessante, kontrollierte Studie an gesunden Probanden, die nach tryptophan-freier Diät für kurze Zeit leicht depressiv wurden (Young et al. 1985). Diese Studie müßte jedoch repliziert werden, um eindeutige Aussagen über die Beziehung zwischen 5-HT und Stimmung zu machen.

Schlußfolgerungen

Es existieren heute noch andere Untersuchungen und Ergebnisse, die von manchen Autoren als Hinweis auf eine Unterfunktion serotonerger Mechanismen bei einer Depression angesehen werden. Dazu zählen neuroendokrine und Imipramin-Bindungsstudien an Thrombozyten, Wirkungsmechanismen von Antidepressiva und Lithium u. a. m. (ausführliche Diskussion mit weiteren Literaturangaben s. Meltzer u. Lowy 1987). Ich bin der Meinung, daß möglicherweise Defizite im 5-HT-System bei einem depressiven Syndrom vorliegen, wie es ähnlich auch heute noch für das NA-System diskutiert wird. Es ist jedoch verkehrt, ein einzelnes Transmittersystem für die verschiedenen Symptome einer Depression verantwortlich zu machen. Bei der engen Verknüpfung der vielen Transmitter- und Co-Transmittersysteme untereinander, die wiederum von verschiedenen Hormonen spezifisch beeinflußt werden, wird es wohl noch lange dauern, die Ursachen eines depressiven Syndroms neurobiologisch zu erklären.

Literatur

Arató M, Falus A, Sótonyi P et al. (1988) Postmortem neurochemical investigation of suicide. In: Möller H-J, Schmidtke A, Welz R (eds) Current issues of suicidology. Springer, Berlin Heidelberg New York Tokyo, pp 242–246

Åsberg M, Nordström P (1988) Biological correlates of suicidal behavior. In: Möller H-J, Schmidtke A, Welz R (eds) Current issues of suicidology. Springer, Berlin Heidelberg New York Tokyo, pp 221–241

Benkert O, Gluba H, Matussek N (1973a) Dopamine, Noradrenaline and 5-Hydroxytryptamine in relation to motor acitivty, fighting and mounting behaviour. I. L-Dopa and DL-Threo-Dihydroxyphenylserine in combination with Ro 4-4602, Pargyline and Reserpine. Neuropharmacology 12:177–186

Benkert O, Renz A, Matussek N (1973b) Dopamine, Noradrenaline and 5-Hydroxytryptamine in relation to motor activity, fighting and mounting behaviour. II. L-Dopa and DL-Threo-Dihydroxyphenylserine in combination with Ro 4-4602 and Parachlorophenylanine. Neuropharmacology 12:187–193

Brown GL, Goodwin FK (1986) Human aggression and suicide. In: Maris R (ed) Biology of suicide. Guilford, New York, pp 141–161

Coppen A (1967) The biochemistry of affective disorders. Br J Psychiatry 113 (504):1237–1264

Erspamer V (1954) Pharmacology of indolealkylamines. Pharmacol Rev 6:425–487

Gaddum JH (1953) Antagonism between LSD and 5-hydroxytryptamine. J Physiol (Lond) 121:15–17

Kauert G, Eisenmenger W, Liebhardt E (1989) Melatonin, N-acetylserotonin and serotonin in pineal organs of suicide and non-suicide victims. XVth Congress of the International Association for suicide prevention. Brüssel, 11.–14. 6. 1989

Matussek N, Patschke U (1964) Beziehungen des Schlaf- und Wachrhythmus zum Noradrenalin- und Serotoningehalt im Zentralnervensystem von Hamstern. Med Exp 11:81–87

Matussek N, Schuster I, Mantey'S von (1966) Noradrenalin- und Serotonin-Stoffwechsel im Zentralnervensystem in Beziehung zum Schlaf- und Wachrhythmus. Arzneimittelforschung 16:259–261

Meltzer H, Lowy MT (1987) The serotonin hypothesis of depression. In: Meltzer HY (ed) Psychopharmacology: The third generation of progress. Raven Press, New York, pp 513–526

Pletscher A, Parkhurst AS, Brodie BB (1956) Serotonin as a mediator of reserpine action in brain. J Pharmacol Exp Ther 116 (1):84–89

Praag HM van (1969) Monoamines and depression. Pharmakopsychiat Neuropsychopharmakol 2 (3):151–160

Puizillout JJ, Gaudin-Chazal G, Sayadi A, Vigier D (1981) Serotoninergic mechanism and sleep. J Physiol (Paris) 77:415–424

Rapport MM, Green AA, Page IH (1948) Serum vasoconstrictor (serotonin) IV. Isolation and characterization. J Biol Chem 176:1243–1251

Sparks DL, Little KY (1990) Altered pineal serotonin binding in some suicides. Psychiatry Res 32:19–28

Woolley DW (1962) The biochemical basis of psychoses; or, the serotonin hypothesis about mental illness. Wiley & Sons, New York

Young SN, Smith SE, Pihl RO, Ervin FR (1985) Tryptophan depletion causes a rapid lowering of mood in normal males. Psychopharmacology 87:173–177

Workshop „Pharmakologische Grundlagen"
mit N. Matussek

M. PHILIPP

Spezifität des Neuronensystems

Auch wenn Substanzen wie Fluoxetin hochspezifisch nur in das serotonerge Neuronensystem eingreifen, stellt sich die Frage, ob nicht durch die enge Vernetzung der verschiedenen Neuronensysteme letztlich doch ein indirekter Einfluß auch auf die Aktivität adrenerger, cholinerger und anderer Neuronensysteme genommen wird und ob nicht diese Gesamtwirkung viel entscheidender für den antidepressiven Effekt ist als die Serotoninspezifität. Wie sonst sollte man sich es erklären, daß andere Antidepressiva, die überwiegend am noradrenergen Neuronensystem angreifen, letztlich die gleiche Responserate bei depressiven Patienten erzielen wie die hochspezifischen Serotonin-Re-uptake-Hemmer; es haben sich ja auch nicht die Hoffnungen bestätigen lassen, mit individueller Messung der Serotonin- und Noradrenalin-Aktivitätslage über ihre jeweiligen Liquor-Metaboliten eine Vorhersage zu treffen, ob der betreffende Patient eher auf einen Noradrenalin-Re-uptake-Hemmer oder auf einen Serotonin-Re-uptake-Hemmer anspricht.

Man kann sicherlich nicht die Auffassung aufrechterhalten, daß es einen Serotonin- und einen Noradrenalin-Typ der Depression gäbe. Dennoch gibt es einzelne systembezogene Veränderungen, die sogar im freien Intervall stabil bleiben, z. B. die verminderte Stimulierbarkeit von Wachstumshormon durch Clonidin, die auf eine verringertee $Alpha_2$-Adrenorezeptor-Empfindlichkeit als Trait-Marker bei Depressionen schließen läßt; es ist auch erwiesen, daß alle Antidepressiva – einschließlich des Fluoxetins – eine $Alpha_2$-Down-Regulation machen. Wenn angesichts dieser so herausgehobenen Bedeutung des noradrenergen Neuronensystems hochspezifische Serotonin-Re-uptake-Hemmer wie Fluoxetin klinisch wirksam sind, kann hieraus nur der Schluß gezogen werden, daß wir letztlich noch immer nicht genau genug wissen, welches Neuronensystem welche Funktion in der Pathogenese der Depression in der Wirkungsvermittlung der Antidepressiva hat. Klar ist nur, daß die vereinfachten Modellvorstellungen eines Serotonin- oder Noradrenalinmangelzustandes und seiner Behebung durch spezifische Re-uptake-Hemmer so nicht aufrechtzuerhalten sind.

Akute und chronische Wirkung von Serotonin-Re-uptake-Hemmern

Die akute Verabreichung von Antidepressiva hat zweifelsohne andere Wirkungen wie die chronische Gabe. So wird z. B. noradrenerg wirksame Antidepressiva bei chronischer Gabe die Empfindlichkeit der Beta-Rezeptoren herunterreguliert; die langsame Geschwindigkeit dieser Beta-Down-Regulation würde ganz gut zum langsamen Wirkungseintritt der Antidepressiva passen. Dennoch scheint auch dieser Langzeiteffekt nicht der entscheidende Mechanismus der Antidepressivawirkung zu sein. Wäre die klinische Besserung obligat an eine Empfindlichkeitssenkung der Beta-Rezeptoren geknüpft, so müßte sich z. B. die Beta-Rezeptoren-vermittelte Melatonin-Sekretion parallel zur klinischen Besserung senken; das Gegenteil ist aber der Fall. Im übrigen läßt sich unter dem Serotonin-Re-uptake-Hemmer Fluoxetin keine Beta-Down-Regulation beobachten.

Schlaf und Serotonin

Die Beziehung von Schlaf und Serotonin ist bei weitem nicht so einfach, wie man es noch vor 20 Jahren geglaubt hat. Serotonin hat mit dem Schlaf genausoviel zu tun wie etwa Noradrenalin und Azetylcholin. Man kann heute sicherlich nicht sagen, daß Serotonin *das* Schlafhormon sei. Dennoch wissen wir, daß viele Teile des Schlafs über serotonerge Mechanismen beeinflußt werden können. Vermutlich werden Serotonin-Re-uptake-Hemmer und Serotonin-Präkursoren aber eher den Gesamtlevel der Aktivität serotonerger Neuronen heraufregulieren und weniger den Tag-Nacht-Rhythmus selber beeinflussen. Sicher scheint aber, daß wir die einzelnen Schlafphasen nicht mehr – wie früher noch geglaubt – einzelnen Neuronensystemen zuordnen können; das serotonerge System ist z. B. nicht nur für den langsamen Schlaf verantwortlich, sondern ist sicherlich auch an der REM-Schlaf-Gestaltung beteiligt.

Die schlaffördernde Wirkung der Antidepressiva vom Amitriptylin-Typ hat vermutlich weder etwas mit dem Serotonin noch mit dem Noradrenalin zu tun; in der Regel ist hierfür vielmehr die Wirkung auf histaminerge Neurone verantwortlich. Wenn eine Substanz wie Fluoxetin also eine rein serotonerge Wirkung besitzt, dann wird sie wegen der fehlenden histaminergen Wirkung keine schlaffördernde Wirkung entfalten können.

Fluoxetin und innere Unruhe

Fluoxetin läßt auch keine tagessedierende klinische Wirkung erkennen; manche Patienten zeigen eher eine innere Unruhe als unerwünschte Begleitwirkung. Dies steht scheinbar im Widerspruch zu der sedierenden Wirkung, die die akute Gabe von 5-Hydroxytryptophan im Tierversuch hat; im Humanversuch zeigt sich allerdings des öfteren unter der akuten Verabreichung von hohen Dosen 5-Hydroxytryptophan in Verbindung mit einem Decarboxylase-Hemmer genau das Gegenteil, nämlich eine starke Agiertheit und eine Störung des Schlafes. Eine direkte Stimulation serotonerger Neurone ergibt beim Menschen also nicht Schlaf, sondern Erregung; dieser Effekt ist allerdings dosisabhängig.

Unklar ist aber, weshalb innere Unruhe als Begleitwirkung nicht nur bei hochspezifischen Serotonin-Re-uptake-Hemmern wie Fluoxetin auftreten kann, sondern auch bei relativ spezifisch adrenerg wirksamen selektiven MAO-B-Hemmern, wie etwa Moclobemid, beschrieben wird. Diese Beobachtung läßt daran denken, daß auch noch andere Mechanismen für die Unruhe verantwortlich sind.

Gewichtsabnahme unter Fluoxetin

Ein wichtiger klinischer Wirkungsaspekt von Fluoxetin schlägt sich in der Beobachtung nieder, daß depressive Patienten unter einer mehrwöchigen Therapie in Abhängigkeit vom Ausgangsgewicht mehr oder weniger abnehmen, während bei den klassischen Trizyklika und den noradrenerg wirksamen nicht-trizyklischen Antidepressiva typischerweise eine Gewichtszunahme eintritt. Auch diese Besonderheit ist em ehesten durch die hochspezifische Serotonin-Re-uptake-Hemmung des Fluoxetins zu erklären; ein ähnlicher Mechanismus wird wohl auch bei Appetitzüglern wie Fenfluramin angesprochen.

Serotonin und saisonale Depression

Bei Patienten mit einer saisonalen Depression, die sich definitionsgemäß durch Hypersomnie und Hyperphagie auszeichnen, gibt es Hinweise darauf, daß die Aktivität serotonerger Neurone vermindert ist. Hierzu passen erste Studienergebnisse, nach denen die Gabe von 5-Hydroxytryptophan genauso wirksam ist wie die Lichttherapie. Allerdings hat sich bei Lichttherapie-Respondern kein Anstieg des Serotonin-Metaboliten 5-Hydroxyindolessigsäure im Liquor gezeigt. Es gibt allerdings Hinweise auf eine Sensitivitätssteigerung postsynaptischer Serotonin-Rezeptoren, die sich nach Lichttherapie wieder normalisieren soll. Fluoxetin wird in den USA bei saisonalen Depressionen bevorzugt eingesetzt und soll dort ähnlich rasch wirken, wie dies unter Lichttherapie beobachtet wird. Auf trizyklische Antidepressiva sprechen saisonale Depressionen nach klinischer Erfahrung nicht so gut an; kontrollierte Vergleichsuntersuchungen hierzu fehlen aber noch.

Serotonin, Zwang und Suizidalität

Recht gut abgesichert scheint der Befund, daß Zwangssymptome am ehesten auf solche Antidepressiva ansprechen, die relativ spezifisch die Serotonin-Wiederaufnahme hemmen. Erste Studien zeigen, daß auch Fluoxetin hier eine besondere Wirkung entfaltet. Ob Serotonin-Re-uptake-Hemmer auch in der Behandlung suizidaler Patienten Vorteile bringen, ist dagegen fraglich. Zwar zählt die Aktivitätsminderung im serotonergen Neuronensystem bei heteroaggressiven und autoaggressiven Patienten zu den am besten abgesicherten Befunden, so daß der Einsatz z.B. von Fluoxetin bei Patienten naheliegen würde. Die mangelnde sedierende Wirkung der hochselektiven Serotonin-Re-uptake-Hemmer läßt sie jedoch als Monotherapie bei akut suizidalen Patienten nicht in Frage kommen; hier werden auch weiterhin nach klinischen Gesichtspunkten initial sedierende Antidepressiva zu bevorzugen sein.

Erfahrungen mit Fluoxetin (Prozac) in den USA

A. J. Rush, B. J. Hay und W. A. Hendrickse

Fluoxetin (Prozac) wurde bisher etwa 1,8 Mio. Amerikanern, vorwiegend zur Depressionsbehandlung, verordnet. Eine Vielzahl von kontrollierten klinischen Prüfungen ergab für Fluoxetin eine therapeutische Wirksamkeit, die der von Amitriptylin, Clomipramin, Doxepin, Imipramin, Maprotilin, Mianserin und Trazodon entspricht. Während einer einjährigen Anwendung konnte seine anhaltende Wirksamkeit nachgewiesen werden. Seine hochselektive Wirkung als Serotonin-Re-uptake-Hemmer führt dazu, daß es deutlich seltener zu den für trizyklische Antidepressiva typischen Nebenwirkungen wie Müdigkeit, Gewichtszunahme, Hypotonie und Mundtrockenheit kommt. Als häufigste Nebenwirkungen von Fluoxetin treten dosisabhängig Übelkeit, Appetitlosigkeit (bei > 20 mg/Tag) und Schlafstörungen (bei ≥ 0 40 mg/Tag) auf. Keine dieser Nebenwirkungen führt bei mehr als 4 % der Patienten zum Therapieabbruch. Unsere kürzlich durchgeführte Schlaf-EEG-Pilotstudie legt den Schluß nahe, daß es nach 14 Wochen kontinuierlicher Behandlung mit Fluoxetin, abgesehen von einer verlängerten REM-Latenz, nicht zu signifikanten Veränderungen der polysomnographischen Parameter kommt. Die therapeutisch wirksame Dosis für 80 % der depressiven Patienten beträgt 20 mg/Tag.

In den USA gilt Fluoxetin mittlerweile für viele Patienten als Antidepressivum der ersten Wahl. Welche Depressionsformen bevorzugt auf diesen Wirkstoff ansprechen, ist allerdings derzeit noch Gegenstand aktiver Forschung. Klinische Berichte lassen vermuten, daß Fluoxetin bei Panikattacken, Zwangserkrankungen und Bulimie wirksam sein könnte, doch stehen kontrollierte Studien hierzu noch aus.

Einleitung

In den USA werden derzeit fünf Serotonin(5-HT)-Re-uptake-Hemmer erforscht. Dabei handelt es sich um Citalopram, Fluoxetin, Fluvoxamin, Paroxeten und Sertralin (Mendels 1987) (Abb. 1). Fluoxetin wurde als erster dieser fünf 5-HT-Wiederaufnahme-Hemmer von der amerikanischen Gesundheitsbehörde FDA als Antidepressivum zugelassen. In den USA ist es seit fast 2 Jahren erhältlich. Bis heute wurde Fluoxetin fast 1,8 Mio. amerikanischen Patienten vorwiegend zur Behandlung von Depression verschrieben. Dieser kurze Überblick stützt sich auf veröffentlichte Berichte, auf Angaben, die seitens Eli Lilly Pharmaceutical Co. nach der Markteinführung gemacht wurden sowie auf klinische Erfahrungen mit dem Präparat im Rahmen kontrollierter Prüfungen und in der ärztlichen Praxis.

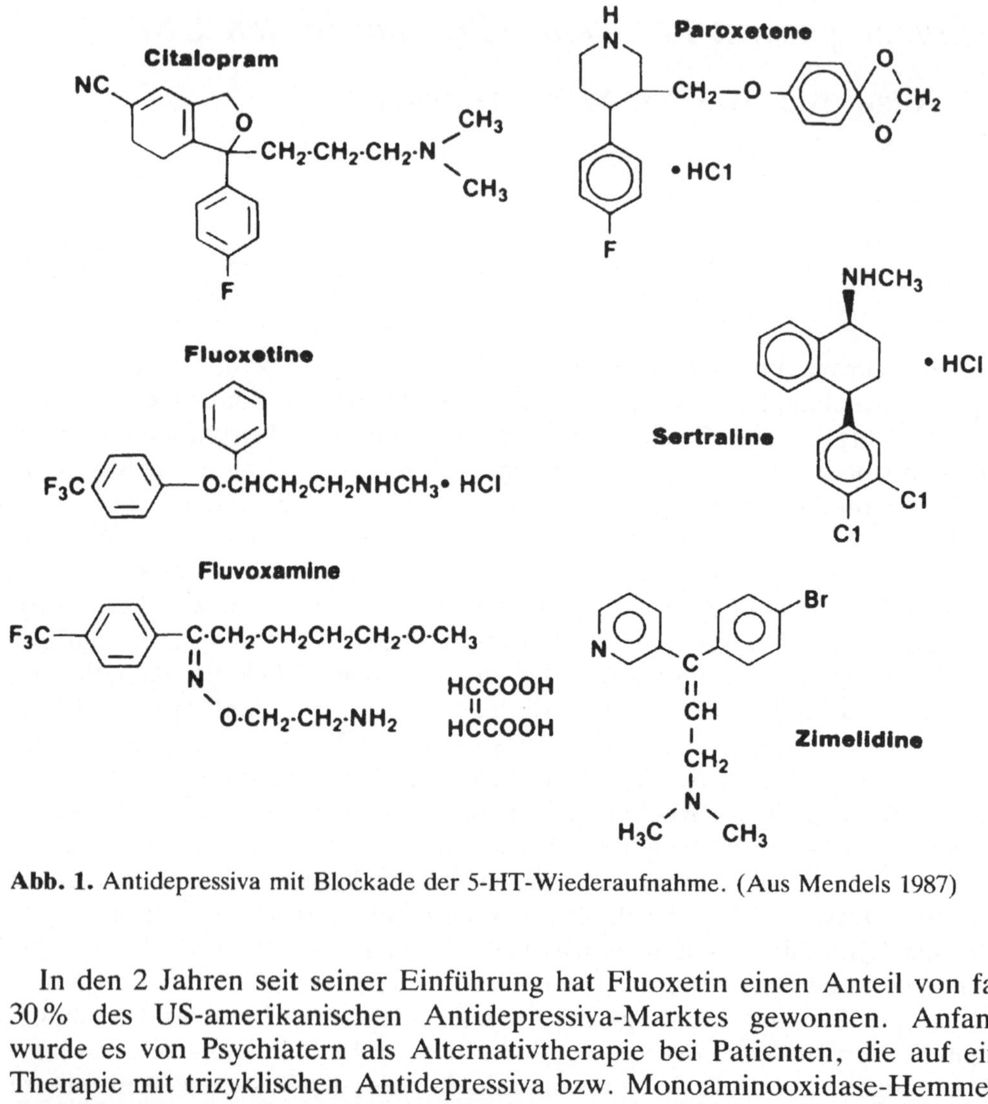

Abb. 1. Antidepressiva mit Blockade der 5-HT-Wiederaufnahme. (Aus Mendels 1987)

In den 2 Jahren seit seiner Einführung hat Fluoxetin einen Anteil von fast 30 % des US-amerikanischen Antidepressiva-Marktes gewonnen. Anfangs wurde es von Psychiatern als Alternativtherapie bei Patienten, die auf eine Therapie mit trizyklischen Antidepressiva bzw. Monoaminooxidase-Hemmern (MAO) nicht ansprachen, eingesetzt. Heute wird es häufiger als antidepressive Medikation der ersten Wahl verabreicht.

Pharmakologie

Fluoxetin ist ein potenter, selektiver 5-HT-Re-uptake-Hemmer in den Synaptosomen und in menschlichen Blutplättchen (Schmidt et al. 1988). Durch N-Demethylierung entsteht der Metabolit Norfluoxetin, der Fluoxetin in Potenz und Selektivität der 5-HT-Aufnahmehemmung entspricht. Während man anfangs davon ausging, daß eine Langzeitbehandlung mit Fluoxetin nicht zu einer Down-Regulation der β-Rezeptoren führt (Schmidt u. Thornberry 1977; Mishra et al. 1981), weisen neuere Daten (Wamsley et al. 1987) darauf hin, daß β_1-Rezeptoren bei niedrigen Dosen vermehrt sind, während bei höheren Dosen sowohl β_1- als auch β_2-Rezeptoren vermindert sind. Eine chronische Fluoxetin-

Gabe an Ratten reduziert die 5-HT-Bindungsstellen in der Hirnrinde, hat jedoch keinen Einfluß auf die Bindung an α_1-, α_2-, β-, muskarinische, Histamin H_1- und Opiat-Rezeptoren (Schmidt et al. 1988). Der Wirkort ist eher die 5-HT-Re-uptake-Pumpe als die spezifischen Neurotransmitter-Rezeptoren (Bergstrom et al. 1988).

Die Halbwertszeit von Fluoxetin beträgt 2–3 Tage, die von Norfluoxetin 7–9 Tage. Beim Menschen wird die Steady-state-Plasmakonzentration unter Therapie mit fixer Dosis vermutlich nach 5 Wochen erreicht.

Fluoxetin und Norfluoxetin werden in der Leber metabolisiert und die Stoffwechselabbauprodukte über den Urin (65 %) und Fäzes (15 %) ausgeschieden. Bei gesunden Probanden, die 7 Tage lang 30 mg/Tag erhielten, wurde durchschnittlich eine 66 %ige Hemmung der 5-HT-Aufnahme in die Blutplättchen beobachtet (Lemberger et al. 1985). Die Plasmakonzentration von Fluoxetin korreliert mit der Hemmung der 5-HT-Wiederaufnahme in die Blutplättchen. Fluoxetin weist keine Wechselwirkung mit Äthanol auf. Bei älteren Patienten scheint es keine Veränderung in der Pharmakokinetik zu geben. Die gleichzeitige Gabe von Fluoxetin hat keinen Einfluß auf die Plasma-Halbwertszeit von Warfarin, Tolbutamid, Diazepam oder Chlorodiazepoxid (Lemberger et al. 1985).

Wirksamkeit

Nach Durchsicht der vorliegenden doppelblinden Vergleichsstudien mit Fluoxetin vs. Placebo kam Hall (1988) zu dem Schluß, daß die Überlegenheit von Fluoxetin gegenüber Placebo bei mäßig bis schwer ausgeprägten, allerdings nicht bei leichten Depressionen hinreichend nachgewiesen ist. In der einzigen Studie, in der Patienten mit bipolarer Depression, die unter Lithium-Therapie standen, zusätzlich mit Fluoxetin oder Placebo behandelt wurden, erwies sich die zusätzliche Gabe von Fluoxetin gegenüber der zusätzlichen Gabe von Placebo als eindeutig überlegen (Cohn et al., unveröffentlichte Daten, zitiert in Hall 1988).

Insgesamt entspricht die Wirksamkeit von Fluoxetin der von Amitriptylin, Clomipramin, Doxepin, Imipramin, Maprotilin und Trazodon. Veröffentlichte Prüfungen zum Vergleich von Fluoxetin mit Buproprion, Desipramin, Nortriptylin oder MAO-Hemmern liegen nicht vor.

Lader (1988) verglich kürzlich in einer Übersicht die Wirksamkeit von Fluoxetin mit der anderer Antidepressiva. Fluoxetin erwies sich als gleich effektiv wie Imipramin in drei placebo-kontrollierten Studien (Stark u. Hardison 1985; Cohn u. Wilcox 1985; Byerley et al. 1988) sowie in drei Studien ohne Placebo-Kontrollgruppe (Levine et al. 1987a; Bressa et al. 1988). Fluoxetin war Imipramin in einer Studie ohne Placebo-Kontrollgruppe (Bremner 1984) überlegen. In der Prüfung von Byerley et al. (1988) erwies sich Fluoxetin als genauso wirksam wie Imipramin; 65 % der mit Fluoxetin behandelten Gruppe wurden als mäßig oder deutlich gebessert eingestuft; unter Imipramin waren es 56 %, unter Placebo 10 %. In einer großen Multicenter-Studie mit Fluoxetin, Imipramin und Placebo betrug die Responserate (definiert als eine Reduktion der

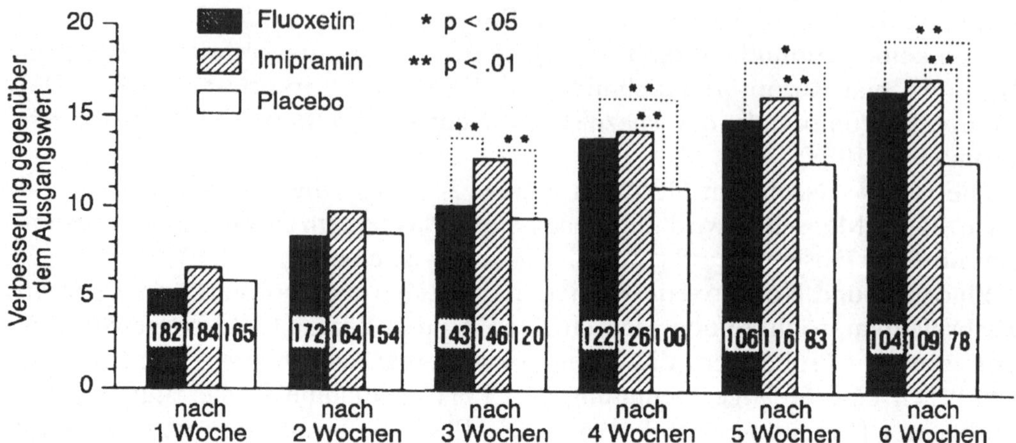

Abb. 2. Wöchentliche Analyse: Verbesserung im Gesamtscore der HAMD gegenüber dem Ausgangswert. (Aus Stark u. Hardison 1985)

HAMD-Gesamtscores um > 50 % [HAMD; Hamilton, 1960]) für diese Gruppen 71 %, 67 % bzw. 38 % (Stark u. Hardison 1985; Cohn u. Wilcox 1985; Hall 1988) (Abb. 2). Agitierte und gehemmte Patienten sprachen gleichermaßen auf Fluoxetin an. Sowohl Fluoxetin als auch Imipramin waren Placebo überlegen; beide waren vergleichbar in der Linderung von Angst. Nur bei wenigen Patienten (3 %) kam es zu therapie-induzierter Angst, die zum Therapieabbruch führte (Mendels 1987).

Fünf von fünf Studien zum Vergleich von Amitriptylin mit Fluoxetin ergaben gleiche Wirksamkeit für beide Präparate (Chouinard 1985; Masco u. Sheetz 1985; Young et al. 1987; Feighner 1985; Laakmann et al. 1988).

In drei von drei Studien (Eli Lilly, zitiert in Benfield et al. 1986; Tamminen u. Lehtinen 1986; Feighner u. Cohn 1985), von denen keine placebo-kontrolliert war, erwies sich Fluoxetin als vergleichbar effektiv wie Doxepin. In einem Vergleich mit Mianserin (Muijen et al. 1988) war Fluoxetin (50 %) ebenso wirksam wie Mianserin (50 %), wenn man eine Reduktion des HAMD-Gesamtscores um > 50 % zugrunde legt; beide waren Placebo (25 %) in der Behandlung von Depression und Angst überlegen. Auch Fluoxetin und Trazodon waren in einer nicht placebo-kontrollierten Studie gleich wirksam (Debus et al. 1988).

Pöldinger u. Haber (1988) wiesen gleiche Wirksamkeit für Maprotilin und Fluoxetin nach. In dieser Prüfung mit insgesamt 142 Patienten wurden 79 % der Patienten unter Maprotilin und 75 % der Patienten unter Fluoxetin als Responder eingestuft. Ropert et al. (1988) beobachteten gleiche Wirksamkeit von Clomipramin und Fluoxetin in einer kürzlich durchgeführten, nicht placebo-kontrollierten, randomisierten Doppelblindstudie mit insgesamt 143 Patienten.

Zu beachten ist, daß alle oben erwähnten akuten Wirksamkeitsstudien ausschließlich mit ambulanten Patienten durchgeführt wurden. Zwei nichtkontrollierte Studien mit stationären Patienten (Ginestet 1988; Bardeleben et al. 1988)

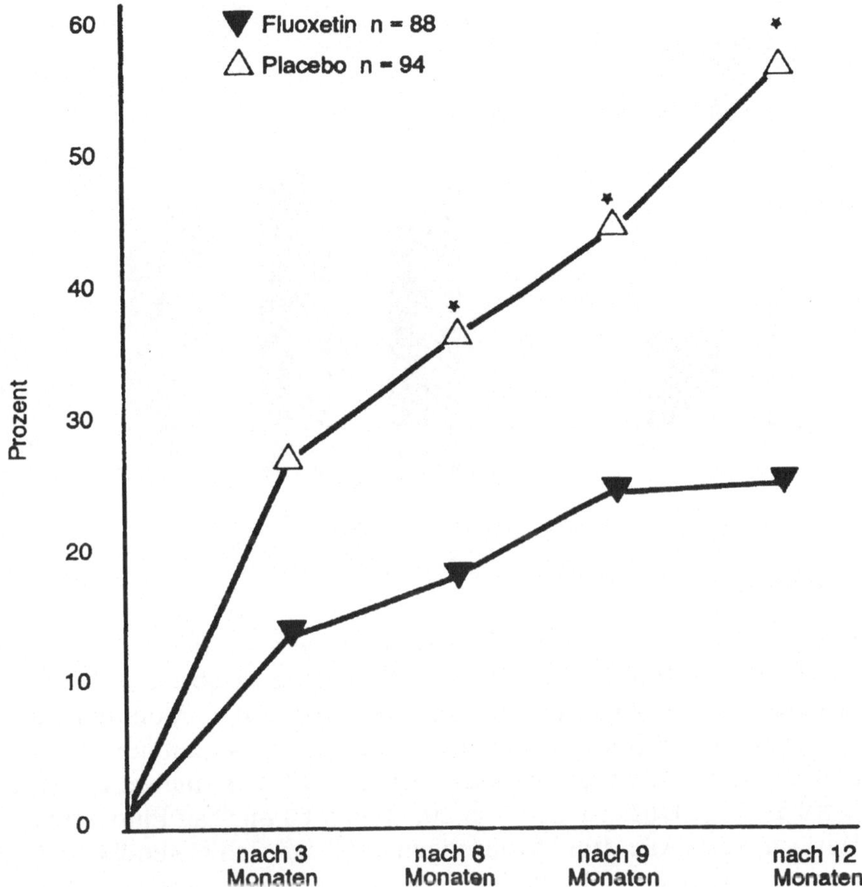

Abb. 3. Kumulativer Prozentsatz von Patienten mit rekurrierenden Depressionsphasen während einer einjährigen Prophylaxe (p <0 0,1). (Aus Montgomery et al. 1988)

ergaben eine Responserate von 50–75 % für Fluoxetin. Eine kleine Studie an stationären Patienten (n = 30) zeigte eine vergleichbare Wirksamkeit wie Clomipramin (Manna et al. 1988).

In der einzigen veröffentlichten Langzeitstudie verglichen Montgomery et al. (1988) Fluoxetin (40 mg/Tag) (n = 88) und Placebo (n = 94) über einen Zeitraum von 12 Monaten. Alle Patienten hatten sich zuvor in einer akuten Depressionsphase als Responder erwiesen und anschließend an einer offenen, 5monatigen Verlängerungsphase teilgenommen, in der sie täglich 40–80 mg Fluoxetin erhielten. Während der 12monatigen Langzeitstudie war Fluoxetin Placebo hinsichtlich der Phasenprophylaxe bei phasischer Depression überlegen. Unter Fluoxetin kam es bei 26 %, unter Placebo bei 57 % der Patienten zu einer neuen depressiven Phase (Abb. 3). Einen ähnlichen Nachweis für die anhaltende prophylaktische Wirkung während fortdauernder/erhaltender Therapie erbrachten Feighner et al. (1988) bei geriatrischen Patienten. In einer 48wöchigen offenen Verlängerungsphase nach akutem Ansprechen auf Fluoxetin erlitt nur 1 von 28 Patienten während der Verlängerung einen Rückfall.

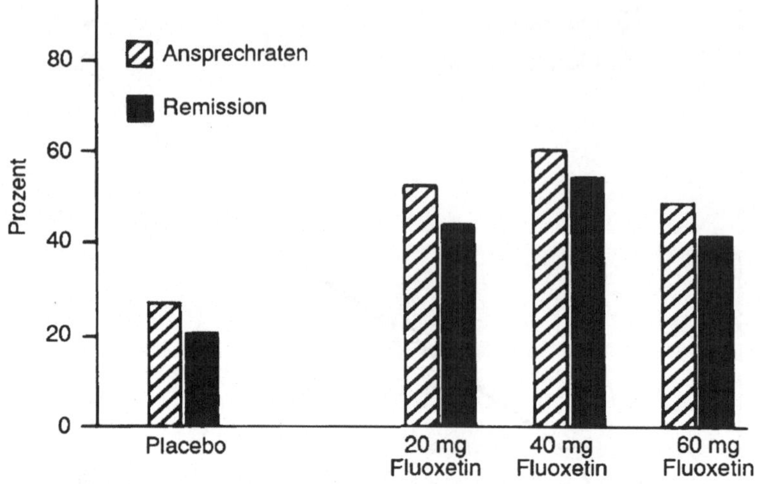

Abb. 4. Festdosisstudie mit Fluoxetin: Ansprech- und Remissionsraten. (Aus Altamura et al. 1988a)

Dosierung

In der Mehrzahl der frühen Fluoxetin-Studien wurden Dosierungen von bis zu 60–80 mg/Tag vom Ende der ersten Woche an verabreicht. In späteren Studien erwiesen sich 20 mg/Tag bei mindestens 80% der Patienten, die letztlich auf die Therapie ansprachen, als ausreichend. Die Annahme, daß 20 mg/Tag bei den meisten Patienten wirksam sind, wird von mehreren Untersuchungen gestützt. Fixe Dosierungen von 20, 40 und 60 mg/Tag Fluoxetin zeigten gleiche Wirksamkeit. Alle drei Dosierungen erwiesen sich gegenüber Placebo als überlegen (Wernicke et al. 1987). Unter Tagesdosierungen von 20 mg und 40 mg, jedoch nicht unter 60 mg, war die Linderung von Angst größer als unter Placebo. Die Abbruchrate war bei 60 mg/Tag höher (Hall 1988). In Abbildung 4 sind vergleichende Response-/Remissionsraten bei verschiedenen Dosen von Fluoxetin dargestellt (Altamura et al. 1988a).

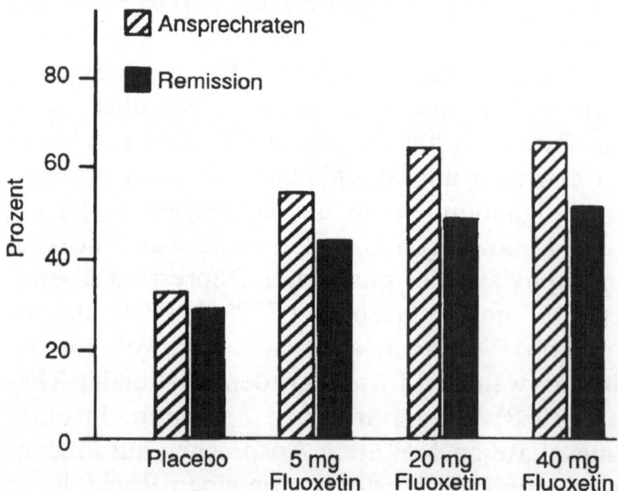

Abb. 5. Festdosisstudie mit niedrigen Fluoxetindosen: Ansprech- und Remissionsraten. (Aus Altamura et al. 1988a)

Tabelle 1. Responseraten in Fluoxetin-Studie mit fixer Niedrigdosierung (Reduktion des HAMD-Gesamtscore um > 50 % nach mindestens 3wöchiger Behandlung). (Aus Hall 1988)

	Placebo (n = 55)	Fluoxetin 5 mg (n = 79)	Fluoxetin 20 mg (n = 70)	Fluoxetin 40 mg (n = 68)
Anzahl der Patienten	18	43	45	44
Patienten (%)	32,7	54,4	64,3	64,7
p-Werte vs. Placebo		0,006	< 0,001	< 0,001

In einer randomisierten Prüfung mit Placebo und 5, 20 und 40 mg/Tag Fluoxetin (Altamura et al. 1988a) betrugen die Responseraten 33 %, 54 %, 64 % bzw. 65 %. Alle drei mit Fluoxetin behandelten Gruppen waren der Placebo-Gruppe bei $p < 0,05$ überlegen (s. Abb. 5 aus Altamura et al. 1988a sowie Tabelle 1 aus Hall 1988). Diese Daten deuten darauf hin, daß einige Patienten bei weniger als 20 mg/Tag ansprechen.

Auch andere Studien zeigen die Wirksamkeit von 20 mg/Tag bei der überwiegenden Mehrzahl der Patienten (Schweizer et al. 1990; Debus et al. 1988; Fabre u. Putman 1987; Rickels et al. 1985; Dornseif et al. 1989). Die Abbildung 6 zeigt die Responserate der Behandlungsgruppe, die von Schweizer et al. (1990) beschrieben wurde. Allen Patienten wurden 3 Wochen lang 20 mg/Tag verabreicht. Danach erhielten die Responder weiterhin 20 mg/Tag, während die Non-Responder (Reduktion des HAMD-Scores um < 50 %) randomisiert

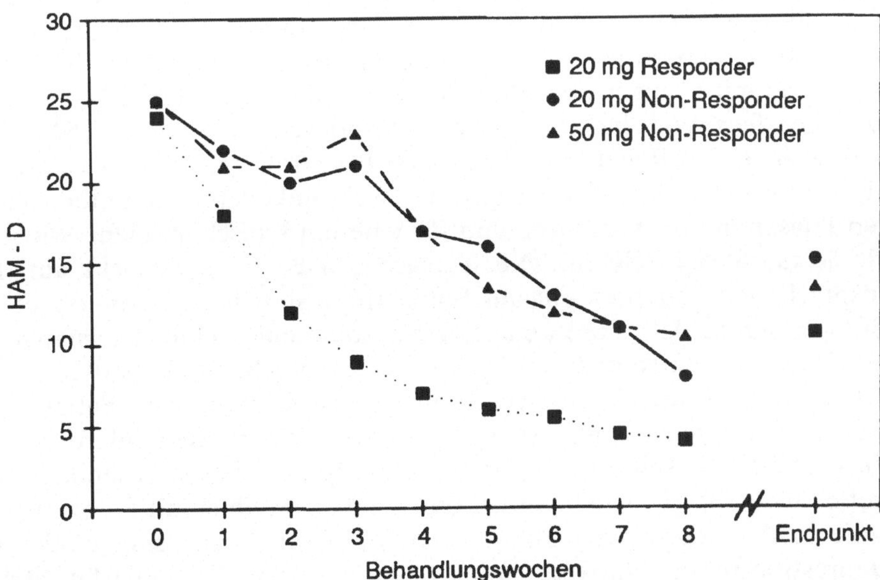

Abb. 6. HAMD-Gesamtscores für Fluoxetin-Behandlungsgruppen (N abnehmend). (Aus Schweizer et al. 1990)

auf zwei Behandlungsgruppen aufgeteilt wurden. Die eine Gruppe erhielt weitere 5 Wochen lang nach einem blinden Design 20 mg/Tag, die andere Gruppe 60 mg/Tag. Eine Dosiserhöhung auf 60 mg/Tag erbrachte keinen offensichtlichen Vorteil gegenüber der weiteren Behandlung mit 20 mg/Tag. Diese Daten legen die Vermutung nahe, daß es sowohl rasche als auch langsame Responder bei 20 mg/Tag gibt. So könnten die rasch ansprechenden Patienten mit der Gruppe identisch sein, die auf weniger als 20 mg/Tag anspricht; es könnte sich jedoch auch um eine klinisch oder biochemisch andere Gruppe depressiver Patienten handeln.

Die Dosierung für ältere Patienten scheint mit der für jüngere Erwachsene identisch zu sein (Feighner et al. 1988; Altamura et al. 1988b). Allerdings deutet unsere eigene klinische Erfahrung darauf hin, daß bei manchen geriatrischen und u. U. nichtgeriatrischen Patienten Dosierungen von weniger als 20 mg/Tag (z. B. 20 mg/2mal wöchentlich) ausreichen können.

Einige Ärzte befürworten eine Belastungsdosis während der ersten beiden Therapiewochen, die dann auf 20 mg/Tag oder darunter reduziert wird. Hierdurch wird das Erreichen des Steady state beschleunigt. Allerdings liegen bisher keine Forschungsdaten zur Prüfung dieser interessanten These vor.

Indikationen

Welche depressiven Patienten sprechen bevorzugt auf Fluoxetin an? Debus et al. (1988) vermuteten aufgrund einer Studie mit einem kleinen Kollektiv (n = 18), daß Patienten mit weniger starken Tagesschwankungen und geringer ausgeprägter Appetitlosigkeit etwas besser ansprechen könnten. Reimherr et al. (1984) berichteten, daß jene mit atypischen Symptomen eindeutig besser auf Fluoxetin ansprachen als auf Imipramin (65 % vs. 13 %). Ebenso zeigte sich eine Überlegenheit von Fluoxetin gegenüber Imipramin bezüglich der Responserate für Patienten mit eher chronischem Krankheitsverlauf (33 % vs. 20 %), für solche mit weniger episodenhaftem Krankheitsverlauf (59 % vs. 28 %) und für jene, die zuvor eine eher geringe Response gezeigt hatten (54 % vs. 30 %), und zwar in der Regel auf trizyklische Präparate. Es ist von Bedeutung, daß Fluoxetin und Imipramin die gleiche Wirksamkeit für Patienten mit depressiven Phasen in der Anamnese und für jene mit typischem Depressionssymptom (46 % vs. 65 %) zeigten. Die Tatsache, daß zuvor schlecht auf Trizyklika ansprechende Patienten gut auf Fluoxetin ansprechen (Reimherr et al. 1984), läßt vermuten, daß diese neuartige Substanz eine echte Alternative darstellt, zumindest für einige nicht auf Trizyklika ansprechende Patienten.

Ob sehr schwer depressive, melancholische stationäre Patienten gut auf Fluoxetin ansprechen, ist bisher kaum untersucht worden; allerdings weist eine Vergleichsstudie mit Clomipramin eindeutig auf eine Wirksamkeit hin (Ginestet et al. 1988). Es liegen keine kontrollierten Studien mit Fluoxetin-Monotherapie in der depressiven Phase einer bipolaren Depression I oder bipolaren Depression II vor. Fluoxetin kann Manie auslösen (Chouinard u. Steiner 1986; Settle u. Settle 1984; Turner et al. 1985a). Unserer eigenen klinischen Erfahrung nach ist diese Substanz hochwirksam und als Monotherapie bei bipolaren

Patienten sehr gut verträglich. Zudem entwickeln nicht alle depressiven Patienten mit bipolarer Verlaufsform in der akuten Therapiephase eine Manie.

Betrachtet man diese Ergebnisse vor dem Hintergrund anderer Ergebnisse (z. B. Liebowitz et al. 1988), nach denen die Wirksamkeit von MAO-Hemmern der von Trizyklika bei atypischen Depressionen überlegen ist, kann Fluoxetin u. U. als Breitspektrum-Antidepressivum, zumindest bei ambulanten Patienten, angesehen werden, d. h. als eines, das sowohl bei typischer als auch atypischer Depression wirkt. Es ist durch weitere Untersuchungen zu klären, ob spezielle prätherapeutische Symptomprofile oder andere Faktoren (z. B. Krankheitsverlauf) nützliche klinische Prädiktoren sind.

Sicherheit

Die kardiovaskuläre Sicherheit von Fluoxetin scheint sehr hoch zu sein (Fisch 1985; Halper u. Mann 1988). Die Pulsfrequenz wird leicht gesenkt; orthostatische Hypotonie, Veränderungen von PR- und QT-Strecken bzw. QRS-Komplex sowie Verzögerung der intraventrikulären Überleitung werden nicht hervorgerufen (Halper u. Mann 1988). Bei geriatrischen Patienten mit normalem EKG wurden keine Veränderungen beobachtet (Feighner u. Cohn 1985). Allerdings wurde die Wirkung von Fluoxetin bei Patienten mit kardialer Vorschädigung bisher noch nicht untersucht.

Hautausschlag (Rash) wurde bei 3 % der mit Fluoxetin, 4 % der mit Trizyklika und 2 % der mit Placebo behandelten Patienten berichtet. Der makulopapulöse Ausschlag tritt häufig während der ersten drei Behandlungswochen im Gesicht auf und juckt in der Regel nicht. Ein Ausschlag (Rash)/Arthralgie-Komplex wurde bei 0,28 % von 5000 Patienten berichtet (Cooper 1988). Bei Auftreten eines Ausschlags sollte Fluoxetin abgesetzt werden. In vielen Fällen klingt der Ausschlag komplikationslos ab. Lediglich bei einer geringen Zahl dieser Patienten kommt es zu einem Ausschlag/Arthralgie-Komplex. Gehen Arthralgie oder andere Symptome mit dem Ausschlag einher, ist das Medikament sofort abzusetzen, da sehr seltene, jedoch schwere Fälle von Serumkrankheit beobachtet wurden.

Es wurde bisher lediglich ein vollendeter Selbstmord berichtet, der allein auf Fluoxetin zurückzuführen ist. Allerdings starben einige Patienten durch Selbstmord, die Fluoxetin mit anderen Medikamenten wie Trizyklika und andere Psychopharmaka eingenommen hatten.

Fluoxetin besitzt offenbar kein epileptogenes Potential (Cooper 1988). Aufgrund der langen Halbwertszeit ist bei Absetzen von Fluoxetin keine Ausschleichphase erforderlich. Es scheint keine wesentlichen Entzugserscheinungen zu geben.

Es gibt bisher keinen Hinweis auf das unter Zimelidin aufgetretene grippeähnliche Syndrom. Vielmehr wurden 3 Patienten, die dieses Syndrom unter Zimelidin gezeigt hatten, auf Fluoxetin umgestellt, ohne daß das Syndrom erneut auftrat (Cooper 1988). Die vorliegenden Studien deuten bisher nicht darauf hin, daß eine Langzeitbehandlung mit Fluoxetin zu Phospholipidose führt.

Untersuchungen der Psychomotorik und Leistungstests mit und ohne gleichzeitigen Alkoholgenuß ergaben einen deutlichen Vorteil von Fluoxetin gegenüber Amitriptylin und Dothiepin (Hindmarch 1988). Daher sollte Fluoxetin ausdrücklich für Patienten in Betracht gezogen werden, deren alltägliche Aktivitäten einen optimalen Umgang mit Maschinen bzw. Fahrzeugen erfordern.

Nebenwirkungen

Im Vergleich zu Trizyklika verursacht Fluoxetin seltener Sedierung, Müdigkeit, Mundtrockenheit, Gewichtszunahme und orthostatische Hypotonie. Dies wird darauf zurückgeführt, daß das Präparat keinen Einfluß auf histaminische, α-adrenerge und cholinerge Rezeptoren ausübt. Es ist daher sehr nützlich für Patienten, die unter signifikanten trizyklischen Nebenwirkungen leiden. Ein besonderer Vorteil von Fluoxetin gegenüber den Trizyklika in der Langzeitbehandlung ist die Tatsache, daß es seltener zu einer Gewichtszunahme kommt und auch andere Nebenwirkungen seltener auftreten.

In anfänglichen Fluoxetin-Prüfungen wurden bis zu 80 mg/Tag während der ersten Behandlungswoche eingesetzt. In diesen frühen Studien (z. B. Wernicke 1985) wurde bis Ende der ersten Behandlungswoche eine Dosis von 60–80 mg/Tag gemäß Studiendesign erreicht. Frühere Nebenwirkungsprofile basierten auf diesen Prüfungen. Daher zeigen sich hier höhere Inzidenzen von Nebenwirkungen als unter der heute üblicheren Tagesdosis von 20 mg.

Kürzlich wurde das Nebenwirkungsprofil von Fluoxetin in einer Übersichtsarbeit dargestellt (Wernicke 1985; Cooper 1988). Die Abbildung 7 zeigt die Inzidenz von Nebenwirkungen, die im gesamten Datenmaterial von Fluoxetin (n = 2938), Trizyklika (n = 599) und Placebo (n = 799) so schwerwiegend waren, daß sie zu einem Behandlungsabbruch führten. Trizyklika sind mit

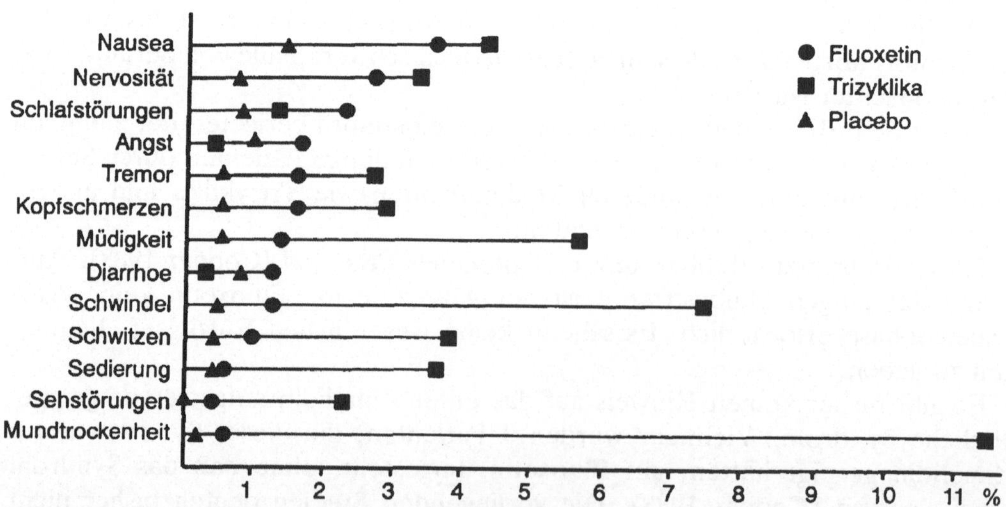

Abb. 7. Die häufigsten unerwünschten Ereignisse, die in klinischen Prüfungen mit Fluoxetin zum Behandlungsabbruch führten. (Aus Cooper 1988)

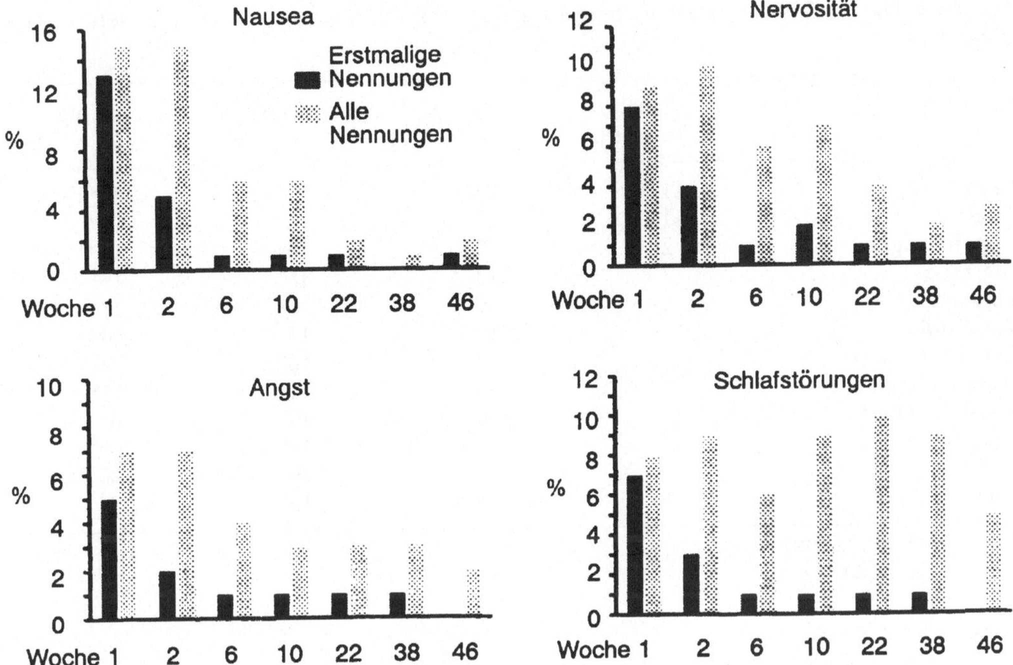

Abb. 8. Erstmalige Nennungen und alle Nennungen unerwünschter Ereignisse unter Langzeitbehandlung mit Fluoxetin. (Aus Cooper 1988)

einer höheren Inzidenz von ausgeprägter Mundtrockenheit, Sehstörungen, Müdigkeit, Schwindel, Schwitzen und Sedierung verbunden (Cooper 1988).

Die Abbildung 8 zeigt, daß Nausea, Nervosität, Angst und Schlafstörungen meist zu Beginn der Therapie zum erstenmal auftreten (Wochen 1 und 2) (Cooper 1988). Die Patienten scheinen sich mit der Zeit an diese Nebenwirkungen zu gewöhnen; dies gilt in geringem Ausmaß für Schlafstörungen. Diese Profile beruhen auf Beispielen, in denen die Anfangsdosen (Wochen 1 und 2) zwischen 40–80 mg/Tag liegen. Bei 20 mg/Tag ist die Inzidenz der Nebenwirkungen geringer. Das Verhältnis zwischen Dosis und Nebenwirkungen wird in Tabelle 2 dargestellt. Unter einer Tagesdosis von 20 mg Fluoxetin treten lediglich Nausea und Appetitlosigkeit häufiger auf als unter Placebo.

In zwei Fällen könnte die Gabe von Fluoxetin bei Patienten mit chronischer Schizophrenie zu gesteigerter Agitiertheit, Zudringlichkeit und verbaler Aggressivität (Lindenmayer et al. 1990) geführt haben. Akathisie scheint selten aufzutreten, ist jedoch in Kasuistiken erwähnt worden (Lipinski et al. 1989).

Zusammengefaßt sind Nausea und Schlafstörungen die häufigsten unter Fluoxetin berichteten Nebenwirkungen. Bei einer Tagesdosis von 20 mg führt Nausea selten zum Abbruch der Therapie. Die Inzidenz von Schlafstörungen bei 20 mg/Tag liegt nur geringfügig über der unter Placebo. Bei 40–60 mg/Tag können Schlafstörungen bei etwa 3% der Patienten zum Therapieabbruch führen. Diese und andere Nebenwirkungen

1. sind meist leicht ausgeprägt;
2. treten früh auf;

Tabelle 2. Die häufigsten unerwünschten Ereignisse bei Festdosisstudien mit Fluoxetin. (Aus Cooper 1988)

	Placebo (n = 182)	20 mg (n = 303)	40 mg (n = 301)	60 mg (n = 209)
Nausea	11	21*	27	37*†
Angst	11	15	16	21*
Appetitlosigkeit	2	9*	13*	19*†
Diarrhoe	7	13	15*	16*
Schwindel	6	9	6	11
Nervosität	13	10	15	19
Schlafstörungen	7	13	15*	22*†
Tremor	4	4	11*†	11*†
Kopfschmerzen	22	20	19	16
Müdigkeit	3	6	14*†	14*†
Schwitzen	5	7	9	8
Mundtrockenheit	7	9	13*	7

* p = 0,05 vs Placebo
† p = 0,05 vs 20 mg

3. lassen häufig im Verlauf der Behandlung nach und
4. sind dosisabhängig.

Die geringe Inzidenz von Nebenwirkungen erfordert allerdings, daß der Arzt leichte, während der Weiterbehandlung abklingende Nebenwirkungen von der Unwirksamkeit der Behandlung sowie von Nebenwirkungen infolge von Überdosis unterscheidet. Da viele Patienten weniger als 20 mg/Tag benötigen, stellt eine Dosisreduzierung den ersten Schritt in der Behandlung von Nebenwirkungen dar.

Arzneimittelwechselwirkungen

Fluoxetin interagiert auf zwei Arten mit trizyklischen Antidepressiva:
1. Fluoxetin kann den O_2-Stoffwechsel herabsetzen; dies führt dann zur Erhöhung der Trizyklikaspiegel;
2. Fluoxetin kann in Verbindung mit Desipramin die Down-Regulation von β-Rezeptoren beschleunigen (Baron et al. 1988; Ciraulo u. Shader 1990).

Nichtkontrollierten Prüfungen und Kasuistiken zufolge können therapierefraktäre Depressionen mit einer Kombination von Fluoxetin und Imipramin bzw. anderen heterozyklischen Substanzen (Weilburg et al. 1989), d-Amphetamin (Linet 1989) oder Lithium (Pope et al. 1988) erfolgreich behandelt werden. Mehrere Fallberichte deuten jedoch darauf hin, daß Fluoxetin die Plasmaspiegel trizyklischer Antidepressiva erhöht (Aranow et al. 1989; Bell u. Cole 1988; Goodnick 1989; Vaughan 1988). Es existiert lediglich ein Fallbericht, in dem die zusätzliche Gabe von Fluoxetin zu Lithium die Lithiumspiegel durch einen unbekannten Mechanismus erhöhte (Salama u. Shafey 1989).

Die Wirkung von Fluoxetin auf die Blutspiegel von Neuroleptika ist nicht endgültig geklärt; allerdings ist in einigen Fällen über eine Verstärkung der extrapyramidalen Symptome nach Einnahme dieser Kombination berichtet worden (Tate 1989; Bouchard et al. 1989; Brod 1989); dies könnte mit erhöhten Blutspiegeln von Neuroleptika in Zusammenhang stehen; allerdings wurden die Blutspiegel nicht kontrolliert. Fluoxetin hat wahrscheinlich keinen Einfluß auf den Carbamazepinspiegel (Aranow et al. 1989).

Zusammenfassend ist festzustellen, daß Kombinationstherapien daher mit Vorsicht einzusetzen sind; die Überwachung der Präparatverabreichung in Kombinationstherapie ist von großer Bedeutung.

Ein Bericht von Sternbach (1988) sowie Berichte von Eli Lilly über drei Todesfälle unter Kombination von Fluoxetin und einem MAO-Hemmer lassen von der gleichzeitigen Gabe dieser Substanzen nachdrücklich abraten. Die Kombination kann das Serotonin-Syndrom (Erregung, Diaphorese, Starrheit, Hyperthermie, Hyperreflexie, Tachykardie, Hypotonie, Koma und Tod) hervorrufen (Ciraulo u. Shader 1990).

Das Schlaf-EEG

Wie bereits erwähnt, muß Fluoxetin infolge von Schlafstörungen bei 3 % der Patienten abgesetzt werden, zumindest, wenn Dosen von 40–80 mg/Tag während der ersten Behandlungswochen verabreicht werden. Leichte Schlafstörungen können bei weiteren 7 % der Patienten auftreten, ohne jedoch ein Absetzen des Medikaments zu erfordern.

Zur Beurteilung der tatsächlichen Auswirkung von Fluoxetin auf den Schlaf führten wir eine Pilotstudie über Schlaf-EEGs bei ambulanten Patienten mit Depressionen durch. Unter Verwendung von an anderer Stelle veröffentlichten Methoden (Rush et al. 1982) wurde der Schlaf prätherapeutisch beurteilt (2 aufeinanderfolgende Nächte nach 14 medikationsfreien Tagen). Nach durchschnittlich 14 Wochen Behandlung mit Fluoxetin wurde bei diesen 7 Patienten (alle waren Responder) erneut 2 Nächte lang ein Schlaf-EEG erhoben. Sie nahmen während dieser Zeit Fluoxetin 20–40 mg/Tag ein. Die meisten Patienten (5 von 7) erhielten 40 mg/Tag. Die Tabelle 3 zeigt keine Veränderungen in

Tabelle 3. Das Schlaf-EEG und Fluoxetin

	T1 (ohne Medikation) (n = 7)		T2 (unter Fluoxetin) (n = 7)	
REM-Latenz (min)	94,0	(33,7)	166,6	(82,7)
REM-Dauer (min)	65,2	(31,3)	49,6	(18,0)
REM-Prozent	15,8	(6,1)	12,0	(4,2)
REM-Dichte	2,2	(0,4)	2,7	(0,7)
Gesamte Schlafdauer (min)	408,9	(52,8)	408,8	(44,4)
Schlafeffizienz (%)	84,8	(8,7)	83,2	(10,6)
Stadium 3–4 Dauer (min)	14,3	(17,5)	4,0	(5,9)

REM-Dichte (Durchschnitt für REM-Perioden 1–3), Gesamtschlafdauer, Gesamtschlafqualität oder der Dauer der Stadien 3 oder 4. Die REM-Latenz war bei allen Patienten verlängert. Der Gesamt-REM-Prozentsatz war unverändert, allerdings könnte in einem größeren Kollektiv u. U. eine Verringerung nachgewiesen werden. Keiner der Patienten klagte über Schlafstörungen. Es handelt sich hierbei um vorläufige Ergebnisse. Weitere Studien des Schlaf-EEGs bei depressiven Patienten unter Fluoxetin sind erforderlich.

Perspektiven

Das 5-HT im zentralen Nervensystem (ZNS) spielt vermutlich eine entscheidende Rolle in der Pathobiologie verschiedener neuropsychiatrischer Störungen, wie z. B. affektiven Störungen, Zwangserkrankungen, Selbstmord, Aggressivität, Eßstörungen, Alkoholismus, Panikattacken, saisonalen affektiven Erkrankungen, Aufmerksamkeitsstörungen, dem hyperkinetischen Syndrom, psychotischen Syndromen bei Kindern, Phenylketonurie, Migräne, Hypotonie beim Down Syndrom und der Alzheimer-Krankheit (López-Ibor 1988). Obwohl die amerikanische Gesundheitsbehörde FDA Fluoxetin *ausschließlich* zur Anwendung bei Depression zugelassen hat, liegen veröffentlichte *nichtkontrollierte* Studien mit Fluoxetin bei Zwangserkrankungen vor (Jenike et al. 1989 [n = 61]; Turner et al. 1985b [n = 10]; Fontaine u. Chouinard 1986 [n = 12]; Riddle et al. 1990 [n = 10]), denen zufolge die Wirksamkeit von Fluoxetin bei Zwangserkrankungen der von Clomipramin (Jenike 1986; Zohar et al. 1988; Charney et al. 1988; Thorén et al. 1980) und Fluvoxamin (Perse et al. 1987; Price et al. 1987) entsprechen könnte. Placebo-kontrollierte Doppelblindstudien mit Fluoxetin bei Zwangserkrankungen werden derzeit in den USA durchgeführt.

Zudem wird Fluoxetin als potentielle Therapie zum Gewichtsverlust bei nichtdepressiven, adipösen (Levine et al. 1987b; Zerbe 1987) oder übergewichtigen (Ferguson u. Feighner 1987) Patienten geprüft. Drittens wird die These einer potentiellen Rolle von Fluoxetin in der Behandlung von Panikattacken durch Kasuistiken gestützt (Gorman et al. 1987; Brady et al. 1989). Ob es letztlich bei Panikattacken wirksam ist, ist noch durch kontrollierte Studien zu prüfen. Schließlich läßt eine nichtkontrollierte Prüfung von Fluoxetin an 10 ambulanten Patienten mit Bulimie (Freeman u. Hampson 1977) bei einer Tagesdosis von 60–80 mg eine mögliche Wirkung für dieses Patientenkollektiv vermuten (7 von 10 Patienten stellten ihr freßsüchtiges Verhalten völlig ein). Placebo-kontrollierte Prüfungen mit Fluoxetin bei Bulimie dauern an.

Schlußfolgerungen

Bei Fluoxetin handelt es sich eindeutig um ein wirksames und relativ sicheres Antidepressivum, das sich in klinischen Prüfungen in der ambulanten Behandlung depressiver Patienten als vergleichbar effektiv wie die trizyklischen Standarddepressiva erwies. Die Mehrzahl der Patienten benötigen lediglich

20 mg/Tag, einige sogar weniger. Fluoxetin unterscheidet sich von trizyklischen Standardpräparaten durch sein andersartiges Nebenwirkungsprofil und durch eine geringere Gesamtinzidenz unerwünschter Wirkungen. Fluoxetin scheint sowohl bei Depressionen, die auf Trizyklika ansprechen, als auch bei solchen, die nicht auf Trizyklika ansprechen, wirksam zu sein. Es ist bei atypischer Depression wirksamer als Imipramin und kann daher für diese Patienten eine sicherere Alternative als die Therapie mit MAO-Hemmern sein. Bei chronischen, weniger episodenhaften Depressionen scheint es trizyklischen Antidepressiva in der Wirksamkeit überlegen zu sein. Es dürfte sowohl raschere als auch langsamere Fluoxetin-Responder geben. Weitere Studien sind erforderlich, um die beiden Gruppen zu identifizieren und klinische oder Laborparameter zu finden, die sich als Prädiktoren für den Therapieerfolg von Fluoxetin eignen.

Die bisherigen Erfahrungen mit Fluoxetin in den USA weisen darauf hin, daß Fluoxetin in der Behandlung ambulanter Patienten sowohl gut wirksam als auch gut verträglich ist. Die breite Sicherheitsspanne bei Überdosierung ist ebenso bemerkenswert wie die fehlende Kardiotoxizität. Während Fluoxetin früher vorwiegend dann eingesetzt wurde, wenn die Patienten nicht auf Trizyklika ansprachen, gilt es heute bei vielen als Präparat der Wahl. Seine Wirksamkeit bei verschiedenen nichtaffektiven Störungen wird derzeit erforscht.

Danksagung. Mein Dank gilt Herrn David Savage für dessen redaktionelle Mithilfe sowie Herrn Dr. med. Kenneth Z. Althsuler, Professor und Vorsitzender von Stanton Sharp, für dessen administrative Unterstützung. Die Erstellung dieser Arbeit wurde durch das Stipendium MH-41115 des National Institute of Mental Health an das Department of Psychiatry, UT Southwestern Medical Center, Dallas, Texas, gefördert.

Literatur

Altamura AC, Montgomery SA, Wernicke JF (1988a) The evidence for 20 mg a day of fluoxetine as the optimal dose in the treatment of depression. Br J Psychiatry 153 (Suppl 3):109–112

Altamura AC, Percudani M, Guercetti G, Invernizzi G (1988b) Efficacy and tolerability of fluoxetine in the elderly: A double-blind study versus amitriptyline. In: Silverston T (ed) Clinical studies of fluoxetine in depression. Clinical Neurosciences Publishers, London, pp 103–106

Aranow RB, Hudson JI, Pope HG jr, Grady TA, Laage TA, Bell IR, Cole JO (1989) Elevated antidepressant plasma levels after addition of fluoxetine. Am J Psychiatry 146:911–913

Bardeleben U von, Holsboer F, Gerken A, Benkert O (1988) Mood elevating effect of fluoxetine in a diagnostically homogeneous inpatient population with major depressive disorder. In: Silverstone T (ed) Clinical studies of fluoxetine in depression. Clinical Neurosciences Publishers, London, pp 31–35

Baron BM, Ogden AM, Seigel BW, Stegeman J, Ursillo RC, Dedley MW (1988) Rapid downregulation of β-adrenoreceptors by co-administration of desipramine and fluoxetine. Eur J Pharmacol 154:125–134

Bell IR, Cole JO (1988) Fluoxetine induces elevation of desipramine level and excerbation of geriatric nonpsychotic depression (letter). J. Clin Psychopharmacol 8:447–448

Benfield P, Heel RC, Lewis SP (1986) Fluoxetine. A review of its pharmacodynamic and pharmacokinetic properties, and therapeutic efficacy in depressive illness. Drugs 32:481–508

Bergstrom RF, Lemberger L, Farid NA, Wolen RL (1988) Clinical pharmacology and pharmacokinetics of fluoxetine: A review. Br J Psychiatry 153 (Suppl 3):47–50

Bouchard RH, Pourcher E, Vincent P (1989) Fluoxetine and extrapyramidal side effects (letter). Am J Psychiatry 146:1352–1353

Brady K, Zarzar M, Lydiard RB (1989) Fluoxetine in panic disorder patients with imipramine-associated weight gain (letter). J Clin Psychopharmacol 9:66–67

Bremner JD (1984) Fluoxetine in depressed patients: A comparison with imipramine. J Clin Psychiatry 45:414–419

Bressa GM, Brugnoli R, Pancheri P (1988) A double-blind study of fluoxetine and imipramine in major depression. In: Silverston T (ed) Clinical studies of fluoxetine in depression. Clinical Neurosciences Publishers, London, pp 69–73

Brod TM (1989) Fluoxetine and extrapyramidal side effects (letter). Am J Psychiatry 146:1353

Byerley WF, Reimherr FW, Wood DR, Grosser BI (1988) Fluoxetine, a selective serotonin uptake inhibitor, for the treatment of outpatients with major depression. J Clin Psychopharmacol 8:112–115

Charney DS, Goodman WK, Price LH, Woods SW, Rasmussen SA, Heninger GR (1988) Serotonin function in obsessive-compulsive disorder: A comparison of the effects of tryptophan and m-chlorophenylpiperazine in patients and healthy subjects. Arch Gen Psychiatry 45:177–185

Chouinard G (1985) A double-blind controlled clinical trial of fluoxetine and amitriptyline in the treatment of outpatients with major depressive disorder. J Clin Psychiatry 46:32–37

Chouinard G, Steiner W (1986) A case of mania induced by high-dose fluoxetine treatment (letter). Am J Psychiatry 143:686

Ciraulo DA, Shader RI (1990) Fluoxetine drug-drug interactions: I. Antidepressants and antipsychotics. J Clin Psychopharmacol 10:48–50

Cohn JB, Wilcox C (1985) A comparison of fluoextine, imipramine, and placebo in patients with major depressive disorder. J Clin Psychiatry 46 (3):26–31

Cooper GL (1988) The safety of fluoxetine – An update. Br J Psychiatry 153 (Suppl 3):77–86

Debus JR, Rush AJ, Himmel C, Tyler D, Polatin P, Weissenburger JE (1988) Fluoxetine versus trazodone in the treatment of patients with major depression. J Clin Psychiatry 49:422–426

Dornseif BE, Dunlop SR, Potvin JH, Wernicke JF (1989) Effect of dose escalation after low-dose fluoxetine therapy. Psychopharmacol Bull 25:71–79

Fabre LF, Putman HP III (1987) A fixed-dose clinical trial of fluoxetine in outpatients with major depression. J Clin Psychiatry 48:406–408

Feighner JP (1985) A comparative trial of fluoxetine and amitriptyline in patients with major depressive disorder. J Clin Psychiatry 46:369–372

Feighner JP, Cohn JB (1985) Double-blind comparative trials of fluoxetine and doxepin in geriatric patients with major depressive disorder. J Clin Psychiatry 46 (3):20–25

Feighner JP, Boyer WF, Meredith CH, Hendrickson G (1988) An overview of fluoxetine in geriatric depression. Br J Psychiatry 153 (Suppl 3):105–108

Ferguson JM, Feighner JP (1987) Fluoxetine-induced weight loss in overweight non-depressed humans. Int J Obes 11 (Suppl 3):163–170

Fisch C (1985) Effect of fluoxetine on the electrocardiogram. J Clin Psychiatry 46 (3):42–44

Fontaine R, Chouinard G (1986) An open clinical trial of fluoxetine in the treatment of obsessive-compulsive disorder. J Clin Psychopharmacol 6:98–100

Freeman CPL, Hampson M (1987) Fluoxetine as a treatment for bulimia nervosa. Int J Obes 11 (Suppl 3):171–178

Ginetest D, Alby JM, Besancon G et al. (1988) Fluoxetine in endogenous depression and melancholia versus clomipramine. In: Silverston T (ed) Clinical studies of fluoxetine in depression. Clinical Neurosciences Publishers, London, pp 37–40

Goodnick PJ (1989) Influence of fluoxetine on plasma levels of desipramine (letter). Am J Psychiatry 146:552

Gorman JM, Liebowitz MR, Fyer AJ et al. (1987) An open trial of fluoxetine in the treatment of panic attacks. J Clin Psychopharmacol 7:329–332

Hall J (1988) Fluoxetine: Efficacy against placebo and by dose – An overview. Br J Psychiatry 153 (Suppl 3):59–63

Halper JP, Mann JJ (1988) Cardiovascular effects of antidepressant medications. Br J Psychiatry 153 (Suppl 3):87–98

Hamilton M (1960) A rating scale for depression. J Neurol Neurosurg Psychiatry 12:56–62

Hindmarch I (1988) A pharmacological profile of fluoxetine and other antidepressants on aspects of skilled performance and car handling ability. Br J Psychiatry 153 (Suppl 3):99–104

Jenike MA (1989) Somatic treatments. In: Jenike MA, Baer L, Minichiello WE (eds) Obsessive-Compulsive Disorder: Theory and Management. PSG Publication, Littleton, MA

Jenike MA, Buttoplh L, Baer L, Ricciardi J, Holland A (1989) Open trial of fluoxetine in obsessive-compulsive disorder. Am J Psychiatry 146:909–911

Laakmann G, Blaschke D, Engel R, Schwarz A (1988) Fluoxetine vs amitriptyline in the treatment of depressed out-patients. Br J Pychiatry 153 (Suppl 3):64–68

Lader MH (1988) Fluoxetine efficacy vs comparative drugs: An overview. Br J Psychiatry 153 (Suppl 3):51–58

Lemberger L, Bergstrom RF, Wolen R, Farid NA, Enas GG, Aronoff GR (1985) Fluoxetine: Clinical pharmacology and physiologic disposition. J Clin Psychiatry 46 (3):14–19

Levine S, Deo R, Mahadevan K (1987a) A comparative trial of a new antidepressant, fluoxetine. Br J Psychiatry 150:653–655

Levine LR, Rosenblatt S, Bosomworth J (1987b) Use of a serotonin re-uptake inhibitor, fluoxetine, in the treatment of obesity. Int J Obes 11 (Suppl 3):185–190

Liebowitz MR, Quitkin FM, Stewart JW (1988) Antidepressant specificity in atypical depression. Arch Gen Psychiatry 45:129–137

Lindenmayer J, Vakharia M, Kanofsky D (1990) Fluoxetine in chronic schizophrenia (letter). J Clin Psychopharmacol 10:76

Linet LS (1989) Treatment of refractory depression with a combination of fluoxetine and d-amphetamine (letter). Am J Psychiatry 146:803–804

Lipinsky JF jr, Mallya G, Zimmermann P, Pope HG jr (1989) Fluoxetine-induced akathisia: Clinical and theoretical implications. J Clin Psychiatry 50:339–342

López-Ibor JJ (1988) The involvement of serotonin in psychiatric disorders and behaviour. Br J Psychiatry 153 (Suppl 3):26–39

Manna V, Martucci N, Agnoli A (1988) Double-blind controlled study on the clinical efficacy and safety of fluoxetine vs. clomipramine in the treatment of major depressive disorders. In: Silverstone T (ed) Clinical studies of fluoxetine in depression. Clinical Neuroscsiences Publishers, London, pp 81–88

Masco JL, Sheetz MS (1985) Double-blind comparison of fluoxetine and amitriptyline in the treatment of major depressive illness. Adv Ther 2:275–284

Mendels J (1987) Clinical experience with serotonin reuptake inhibiting antidepressants. J Clin Psychiatry 48 (Suppl):26–30

Mishra R, Leith NJ, Steranka L, Sulser F (1981) The noradrenaline receptor coupled adenylate cyclase system in brain. Lack of modification by changes in the availability of serotonin. Naunyn-Schmiedebergs Arch Pharmacol 316:218–224

Montgomery SA, Dufour H, Brion S et al. (1988) The prophylactic efficacy of fluoxetine in unipolar depression. Br J Psychiatry 153 (Suppl 3):69–76

Muijen M, Roy D, Silverstone T, Mehmet A, Christie M (1988) A comparative trial of flouxetine, mianserin and placebo in depressed outpatients. Act Psychiatr Scand 78:384–390

Perse TL, Griest JH, Jefferson JW, Rosenfeld R, Dar R (1987) Fluvoxamine treatment of obsessive-compulsive disorder. Am J Psychiatry 144:1543–1548

Pöldinger W, Haber H (1988) Fluoxetine 40 mg vs maprotiline 75 mg in the treatment of out-patients with depressive disorders. In: Silverston T (ed) Clinical studies of fluoxetine in depression. Clinical Neurosciences Publishers, London, pp 47–50

Pope HG jr, McElroy SL, Nixon RA (1988) Possible synergism between fluoxetine and lithium in refractory depression. Am J Psychiatry 145:1292–1294

Price LH, Goodman WK, Chaney DS, Rasmussen SA, Heninger GR (1987) Treatment of severe obsessive-compulsive disorder with fluvoxamine. Am J Psychiatry 144:1059–1061

Reimherr FW, Wood DR, Byerley B, Brainard J, Grosser BI (1984) Characteristics of responders to fluoxetine. Psychopharmacol Bull 20:70–72

Rickels K, Smith WT, Glaudin V, Amsterdam JB, Weise C, Settle GP (1985) Comparison of two dosage regimes of fluoxetine in major depression. J Clin Psychiatry 46 (3):38–41

Riddle MA, Hardin MT, King R, Scahill L, Woolston JL (1990) Fluoxetine treatment of children and adolescents with tourette's and obsessive compulsive disorders: Preliminary clinical experience. J Am Acad Child Adolesc Psychiatry 29:45–48

Ropert R, Bouchard JM, Caroli F et al. (1988) Fluoxetine versus clomipramine in major depressive disorders. In: Silverston T (ed) Clinical studies of fluoxetine in depression. Clinical Neurosciences Publishers, London, pp 89:95

Rush AJ, Giles DE, Roffwarg HP, Parker CR jr (1982) Sleep EEG findings and dexamethasone suppression test findings in outpatients with major depressive disorders. Biol Psychiatry 17:327–341

Salama AA, Shafey M (1989) A case of severe lithium toxicity induced by combined fluoxetine and lithium carbonate (letter). Am J Psychiatry 146:278

Schmidt MJ, Thornberry JF (1977) Norepinephrine-stimulated cyclic AMP accumulation in brain slices in vitro after serotonin depletion or chronic administration of selective amine reuptake inhibitors. Arch Int Pharmacodyn Ther 229:42–51

Schmidt MJ, Fuller FW, Wong DT (1988) Fluoxetine, a highly selective serotonin reuptake inhibitor: A review of preclinical studies. Br J Psychiatry 153 (Suppl 3):40–46

Schweizer E, Rickels K, Amsterdam JD, Fox I, Puzzuoli G, Weise C (1990) What constitutes an adequate antidepressant trial for fluoxetine? J Clin Psychiatry 51:8–11

Settle EC jr, Settle GP (1984) A case of mania associated with fluoxetine. Am J Psychiatry 141:280–281

Stark P, Hardison CD (1985) A review of multicenter controlled studies of fluoxetine vs. imipramine and placebo in outpatients with major depressive disorder. J Clin Psychiatry 46 (3):53–58

Sternbach H (1988) Danger of MAOI therapy after fluoxetine withdrawal (letter). Lancet II:820–851

Tamminen T, Lehtinen V (1986) Fluoxetine vs doxepin in major depressive disorders. Poster presented at the Collegium Internationale Neuropsychopharmacologicum, 16th CINP Congress, San Juan, Puerto Rico

Tate JL (1989) Extrapyramidal symptoms in a patient taking haloperidol and fluoxetine (letter). Am J Psychiatry 146:399–400

Thorén P, Asberg M, Cronholm B, Jörnestedt L, Träskman L (1980) Clomipramine treatment of obsessive-compulsive disorder, I: A controlled clinical trial. Arch Gen Psychiatry 37:1281–1285

Turner SM, Jacob RG, Beidel DC, Griffin S (1985a) A second case of mania associated with fluoxetine (letter). Am J Psyschiatry 142:274–275

Turner SM, Jacob RG, Beidel DC, Himmelhoch J (1985b) Fluoxetine treatment of obsessive-compulsive disorder. J Clin Psychopharmacol 5:207–212

Vaughan DA (1988) Interaction of fluoxetine with tricyclic antidepressants (letter). Am J Psychiatry 145:1478

Wamsley JK, Byerley WF, McCabe RT, McDonnell EJ, Dawson TM, Grosser BI (1987) Receptor alterations associated with serotonergic agents: An autoradiographic analysis. J Clin Psychiatry 48 (Suppl):19–25

Weilburg JF, Rosenbaum JF, Biedermann J, Sachs GS, Pollack MH, Kelly K (1989) Fluoxetine added to non-MAOI antidepressants converts nonresponders to responders. A preliminary report. J Clin Psychiatry 50:447–449

Wernicke JF (1985) The side effect profile and safety of fluoxetine. J Clin Psychiatry 46:59–67

Wernicke JF, Dunlop SR, Dornseif BE, Zerbe RL (1987) Fixed-dose fluoxetine therapy for depression. Psychopharmacol Bull 23:164–168
Young JP, Coleman A, Lader MH (1987) A controlled comparison of fluoxetine and amitriptyline in depressed out-patients. Br J Psychiatry 151:337–340
Zerbe RL (1987) Safety of fluoxetine in the treatment of obsesity. Int J Obes 11 (Suppl 3):191–200
Zohar J, Insel TR, Zohar-Kadouch RC, Hill JL, Murphy DL (1988) Serotonergic responsivity in obsessive-compulsive disorder. Arch Gen Psychiatry 45:167–172

Workshop „Erfahrungen mit Fluoxetin" mit A. J. Rush

M. LINDEN

Entsprechend dem Vortragsthema von Prof. Rush bei diesem Symposium konzentrierte sich die Diskussion im wesentlichen auf therapeutische Erfahrungen und praktische Anwendungsaspekte auf dem Hintergrund des inzwischen zweijährigen Einsatzes von Fluctin in den USA. Prof. Rush betonte zunächst, daß seine Erfahrungen vorwiegend aus der Behandlung mit ambulanten Patienten herrühren, wobei diese in der Regel aber in den USA aufgrund der dortigen Versorgungsstruktur das gesamte Spektrum depressiver Erkrankungen von den leichteren Formen bis hin zu den sehr Schwerkranken einschließen.

Bei welchen Depressionen ist Fluctin einzusetzen?

Die Erfahrungen aus den USA zeigen, daß Fluctin als Antidepressivum beim gesamten Spektrum depressiver Erkrankungen einsetzbar ist. Es liegen Erfahrungen sowohl mit leichteren wie schweren depressiven Erkrankungen und auch mit unipolaren wie bipolaren Verlaufsformen vor. Grundsätzlich ist davon auszugehen, daß Fluctin sich hinsichtlich der antidepressiven Wirksamkeit von anderen Antidepressiva nicht wesentlich unterscheidet. Ein eigentliches Non-Responder-Profil ist derzeit für Fluctin nicht bekannt. Fluctin hat allerdings ein von sonstigen Antidepressiva unterscheidbares Wirkungsspektrum, was ihm eine Sonderstellung bei speziellen Untergruppen depressiver Erkrankungen gibt. So scheinen einige Patienten, die auf bisherige Antidepressiva nicht hinreichend reagiert haben, auf Fluctin mit einer Besserung der Symptomatik zu reagieren. Bei etwa 6- bis 9wöchiger Behandlung mit einem herkömmlichen Antidepressivum ohne ausreichenden Erfolg erscheint nach den bislang vorliegenden Erfahrungen ein Versuch mit Fluctin auf jeden Fall angezeigt. Zu den depressiven Formen mit geringerer Ansprechbarkeit auf herkömmliche Antidepressiva zählen allgemein auch die sog. atypischen Depressionen, die u. a. auch eine bevorzugte Indikation für die Behandlung mit Monoamin-Oxidasehemmern sind. Auch in diesen Fällen könnte Fluctin eine im Vergleich zu den MAO-Hemmern weniger risikoreiche und leichter zu steuernde Behandlungsalternative sein. Des weiteren hat Fluctin keine anticholinergen Begleitwirkungen und keine sedierende Wirkung, so daß dieses Präparat bei Patienten zum Einsatz kommen kann, bei denen solche Begleitwirkungen unerwünscht sind, während es andererseits nicht indiziert ist, wenn eine gleichzeitige Sedierung erforderlich erscheint. Nach den Erfahrungen von Prof. Rush ist darauf hinzuweisen, daß das Fehlen einer sedierenden Wirkung nicht gleichzusetzen ist mit einer antriebssteigernden Wirkung, die unter Fluctin ebenfalls nicht beobachtet werden kann. Für manche Patienten mag eine Indikation für Fluctin auch noch sein, daß unter diesem Medikament keine Gewichtszunahme zu beobachten ist.

Grundsätzlich läßt sich sagen, daß Fluctin von den Patienten subjektiv im Vergleich zu anderen Antidepressiva als verträglicher erlebt wird. Die Akzeptanz der Patienten für Fluctin ist deshalb in vielen Fällen höher.

Wie ist eine Behandlung mit Fluctin durchzuführen?

Als Regelbehandlung genügen 20 mg Fluctin täglich in einer Tablette. Die Einnahme kann beispielsweise morgens geschehen. Sollte es unter dieser Dosierung zum Auftreten von Unruhe oder Schlafstörungen kommen, dann kann die Dosis reduziert werden, indem die Einnahme-Intervalle verlängert werden, d. h. 1 Tablette à 20 mg jeden zweiten oder dritten Tag. Prof. Rush berichtete auch von eigenen, insbesondere älteren Patienten, die die Dosierungsintervalle auf einmal wöchentlich gestreckt haben und dabei zumindest dem klinischen Eindruck nach durchaus einen zufriedenstellenden Behandlungserfolg zeigten.

Erhöht Fluctin die Suizidalität?

Da Fluctin keine sedierende Begleitwirkung hat, ist die Substanz zunächst einmal dort nicht indiziert, wo über eine Beruhigung eine Entspannung der Situation herbeigeführt werden soll. Wie bereits gesagt, bedeutet fehlende Sedierung allerdings nicht unbedingt eine Antriebssteigerung und auf diesem Wege eine Erhöhung der Suizidalität. Gelegentlich wird unter Fluctin eine Zunahme von Ungeduld, fraglich auch Aggressivität und evtl. auch Verstärkung von Zwangsgrübeln beobachtet. Es müssen diesbezüglich noch weitere Erfahrungen gesammelt werden.

Welche typischen und häufigen unerwünschten Begleitwirkungen sind unter Fluctin-Behandlung zu erwarten?

Die häufigste und sicher für Patienten auch störendste Nebenwirkung unter Fluctin-Behandlung ist eine gastrointestinale Übelkeit, mit der in etwa 5–10 % der Fälle gerechnet werden muß. Auf diese Möglichkeit sollten Patienten stets hingewiesen werden, damit sie nicht davon überrascht werden. Ob die Übelkeit zu einem Abbruch der Behandlung führt, hängt wesentlich von der Einstellung und Erwartung der Patienten ab. Meist ist sie nur leicht ausgeprägt und klingt auch im weiteren Verlauf der Behandlung wieder ab. Des weiteren können unter Fluctin-Behandlung eine Verstärkung von Unruhe und Schlafstörungen auftreten, wobei in diesen Fällen allerdings davor gewarnt werden muß, vorschnell die Behandlung anzuschuldigen, da nach placezo-kontrollierten Vergleichsstudien dies auch häufige Krankheitssymptome sind, die wegen der fehlenden Sedierung gelegentlich stärker wahrgenommen werden.

Als grundsätzliche Regel wies Prof. Rush darauf hin, daß seiner Erfahrung nach die Dosierungsschwelle, die für eine therapeutische Wirkung erforderlich ist, deutlich unter der Dosierung liegt, bei der typischerweise unerwünschte Begleitwirkungen auftreten, weshalb in solchen Fällen zunächst einmal eine Dosisreduktion vorgenommen werden sollte. Ggf. kann nach einer Gewöhnungszeit die Dosierung dann auch wieder erhöht werden.

Welche ernsthaften unerwünschten Begleitwirkungen können unter Fluctin auftreten?

In seltenen Fällen kann unter Fluctin nach etwa 3wöchiger Behandlungszeit ein Arzneimittelexanthem beobachtet werden, das blaßrot und makulopapulös ist, nicht juckt und typischerweise im Gesicht auftritt. Dieses Exanthem ist in der Regel benigne und passagerer Natur. Wenn aber zusätzlich Arthralgien, migräneartige Kopfschmerzen und Fieber auftreten, dann ist zwingend ein Absetzen der Medikation erforderlich, da dies Hinweise auf eine generalisierte Immunreaktion sind, die letal verlaufen kann. Für die Praxis sollte gelten, daß bei bekannten Immunproblemen Fluctin mit besonderer Vorsicht verordnet wird und daß auch bereits beim Auftreten des benignen Exanthems Fluctin abgesetzt werden sollte, wenn nicht andere wichtige Gründe für eine Fortführung sprechen.

Welche Kombinationsbehandlungen sind mit Fluctin möglich?

Nach den vorliegenden Erfahrungen läßt sich Fluctin problemlos mit den meisten Psychopharmaka kombinieren, so also beispielsweise auch, wenn erforderlich, mit Tranquilizern oder Hypnotika vom Benzodiazepin-Typ oder aus anderen pharmakologischen Klassen. Eventuell kann dabei eine Serumspiegelerhöhung und damit Wirkungsverstärkung der Benzodiazepine vorkommen.

Bei einer Kombination mit Lithium sollte nach kasuistischen Erfahrungen überprüft werden, ob dadurch der Serumspiegel von Lithium angehoben wird. Bei einer Kombination mit Carbamazepin ist dergleichen nicht bekannt. Erfahrungen über Kombinationen mit Neuroleptika, beispielsweise bei der Behandlung wahnhafter oder schizoaffektiver Erkrankungen, liegen in systematischer Form nicht vor. In jedem Falle sollte vorsichtshalber auf eine evtl. Zunahme extrapyramidalmotorischer Symptome geachtet werden.

Eine Kombination mit anderen, d. h. insbesondere trizyklischen Antidepressiva, wird von einzelnen Autoren bei Therapieresistenz geradezu empfohlen. Es kann deshalb in solchen Fällen beispielsweise ein Versuch mit der zusätzlichen Gabe von 25–75 mg Imipramin oder Desipramin indiziert sein. Inwieweit es sich hierbei um spezifische pharmakodynamische Interaktionen handelt oder diese Wirkung wesentlich über Serumspiegelveränderungen vermittelt wird, ist derzeit noch ungeklärt.

Eine weitere pharmakologische Kombinationsmöglichkeit ist die Zugabe von Oxitriptan, einem Serotoninpräkursor zu Fluctin, einem spezifischen Serotonin-Re-uptake-Hemmer. Bei dieser Kombination muß aber verstärkt mit den serotonin-typischen Nebenwirkungen wie Unruhe oder Nausea gerechnet werden.

Welche pharmakologischen Kombinationen mit Fluctin sollten vermieden werden?

Eine Kombination mit Monoamin-Oxidasehemmern sollte auf jeden Fall vermieden werden. Wenn vorab eine Behandlung mit einem MAO-Hemmer durchgeführt wurde, dann sollten mindestens 14 Tage verstreichen, bevor auf Fluctin eingestellt wird. Wegen der relativ langen Halbwertszeit von Fluctin und seinen Metaboliten sollte andererseits bei einer Umstellung von Fluctin auf einen MAO-Hemmer auf einen mindestens 5wöchigen Zeitabstand geachtet werden.

Studien über fixe Dosierung und Sicherheitsprofil von Fluoxetin

J. F. Wernicke

Zur Zeit steht eine Vielzahl von Antidepressiva zur Verfügung. Allerdings sind diese Substanzen bei weitem nicht zufriedenstellend. Sie sind zwar i. allg. wirksam, aber ihre Anwendung ist durch ihre relative Toxizität eingeschränkt. Trizyklische Antidepressiva müssen auf eine therapeutische Dosis titriert werden, weil die Patienten in vielen Fällen so hohe Dosierungen zu Beginn ihrer Therapie nicht vertragen. So wird eine komplizierte und langsam ansteigende Titration erforderlich, und die Maximaldosis wird häufig durch Auftreten von Nebenwirkungen aufgrund der therapeutischen Wirksamkeit ermittelt. Ist die Maximaldosis einmal erreicht, so werden viele Patienten weiterhin von den Nebenwirkungen geplagt, vor allem ältere Patienten. Ein weiterer wichtiger Sicherheitsaspekt bei einer Substanz betrifft ihre Toxizität im Fall einer Überdosierung.

Bei Fluoxetin gibt es diese Probleme kaum. Es ist seit fast 2 Jahren für weite Kreise verfügbar und wurde schon etwa 2 Mio. Patienten verabreicht. Die Daten klinischer Studien haben gezeigt und Erfahrungen seit der Einführung des Produktes haben bestätigt, daß Fluoxetin in einer Tagesdosis von 20 mg verabreicht werden kann und daß dies für die meisten Patienten die optimal effektive Dosierung darstellt. Ebenso wurde das Sicherheitsprofil von Fluoxetin hinsichtlich allgemeiner wie auch schwerwiegender Nebenwirkungen zunächst in klinischen Studien bestimmt und dann in der Praxis allgemein bestätigt. Seit der weitverbreiteten Anwendung dieses Präparates wurden mehrere wichtige Beobachtungen gemacht. Diese haben ihren Niederschlag in Änderungen der Gebrauchsinformationen gefunden, welche hier im folgenden diskutiert werden.

Die empfohlene Tagesdosis von Fluoxetin beträgt 20 mg. Diese Empfehlung ist das Ergebnis einer Anzahl umfangreicher Studien, die als „fixed dose studies" bezeichnet werden. Die ersten Studien wurden mit dem gleichen Dosierungsvorgehen durchgeführt, wie es bei trizyklischen Antidepressiva üblich ist, mit einer Dosissteigerung von 20 auf 80 mg täglich. Die Dosissteigerung wurde gemäß dem Studienprotokoll durchgeführt und nicht etwa, weil die Patienten diese Dosismenge zur Erreichung der Wirksamkeit benötigten. In diesen Studien, in denen Fluoxetin mit Placebo, Imipramin, Amitriptylin (Chouinard 1985; Laakmann et al. 1988) und Doxepin (Feighner u. Cohn 1985) verglichen wurde, stellte sich seine Wirksamkeit bei der Behandlung von Depressionen heraus. Die Wirksamkeit von Fluoxetin war der von trizyklischen Substanzen ähnlich (Abb. 1).

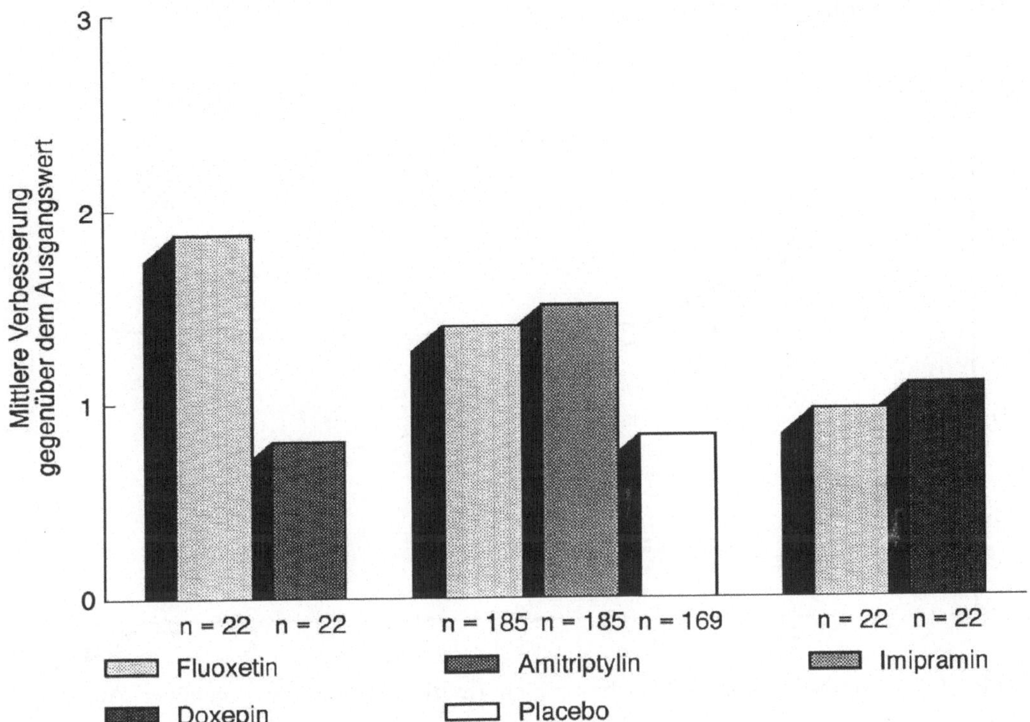

Abb. 1. Wirksamkeit von Fluoxetin bei Angstsymptomatik. Endpunktanalysen der Covi-Angst-Skala

In einer großen Studie, in der Fluoxetin mit Imipramin und Placebo verglichen wurde, konnte dieser Punkt veranschaulicht werden (Stark u. Hardison 1985). In dieser Studie wurde Fluoxetin von 30 mg pro Tag auf eine Maximaldosis von 80 mg pro Tag gesteigert und Imipramin von 25 mg pro Tag auf ein Maximum von 300 mg pro Tag. Die Behandlungsdauer betrug 6 Wochen. In den Gruppen, die Fluoxetin und Imipramin erhielten, zeigt sich ein kontinuierlicher Abfall im wöchentlichen Hamilton-Depressions-Score, wogegen das Ansprechen auf Placebo nach einigen Wochen abklingt (Abb. 2). Zieht man weitere Wirksamkeitsparameter in Betracht, wie z. B. die Ansprechrate (der Prozentsatz an Patienten, deren HAMD-Score sich um mindestens 50 % reduzierte) und die Remissionsrate (der Prozentsatz an Patienten, deren HAMD-Score mindestens auf 7 abfiel), so kann die Wirksamkeit von Fluoxetin als ähnlich zu der von Imipramin und die beider Substanzen besser als die Placebo angesehen werden.

Obwohl die Wirksamkeit von Fluoxetin der von trizyklischen Antidepressiva ähnlich ist, verhält sich das Nebenwirkungsprofil ganz anders. Sogar bei höheren Dosierungen, die innerhalb dieser Studien verwendet wurden, hatte Fluoxetin ein andersgeartetes und hinsichtlich der Verträglichkeit günstigeres Nebenwirkungsprofil als die trizyklischen Antidepressiva (Wernicke 1985). Übelkeit, Schlafstörungen, Angst und Nervosität wurden von den Patienten, die Fluoxetin erhielten, etwas häufiger berichtet als von Patienten, die mit

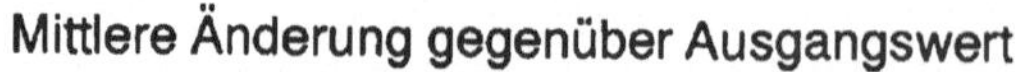

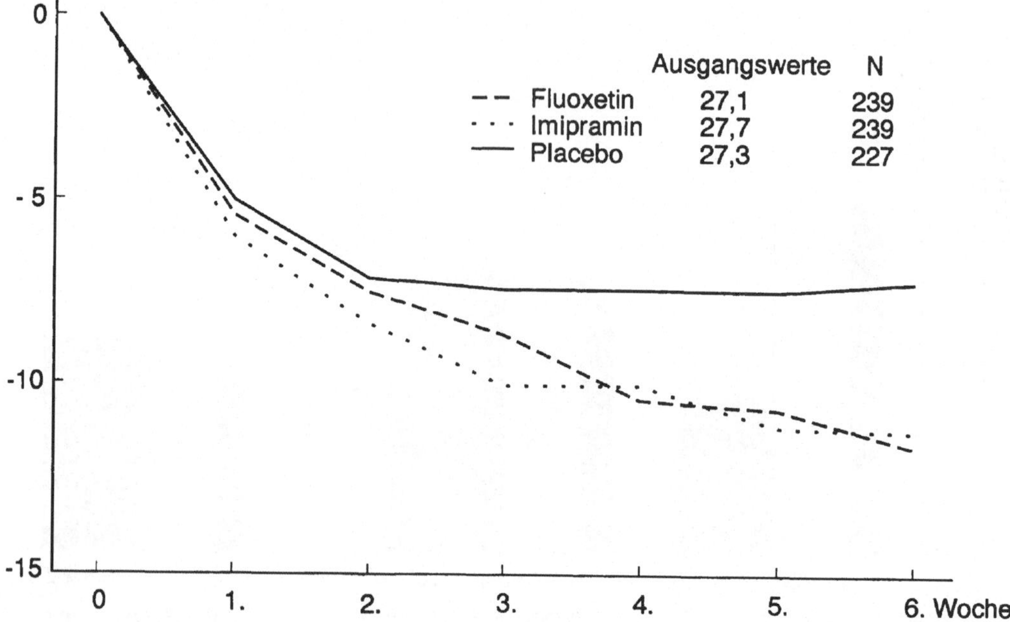

Abb. 2. Fluoxetin-/Imipramin-/Placebo-Studien (mittlere Änderung gegenüber Ausgangswert)

Imipramin behandelt wurden; anticholinergische Nebenwirkungen hingegen wie Mundtrockenheit, Obstipation, Schwindel wurden von den Patienten, die Fluoxetin einnahmen, wesentlich seltener angegeben. Insgesamt brachen doppelt soviel Patienten der Trizyklika-Gruppe die Therapie aufgrund von Nebenwirkungen ab wie Patienten der Fluoxetin-Gruppe.

So wurde schon früh in der Entwicklungsphase von Fluoxetin festgestellt, daß das Präparat ein wirksames Antidepressivum darstellt und daß sein Nebenwirkungsprofil den trizyklischen Substanzen überlegen ist. Es war jedoch noch nicht klar, wie die beste Dosierung aussehen sollte. So wurden Studien mit fixen Dosierungen ohne Dosissteigerung begonnen. Die erste dieser Studien zeigte, daß Dosierungen von 20 und 40 mg pro Tag die gleiche Wirksamkeit aufweisen (Wernicke et al. 1987). Die Dosierung von 60 mg erschien weniger wirksam, jedenfalls anfangs (Abb. 3). Der Grund für diese Beobachtung ist vermutlich auf die Tatsache zurückzuführen, daß sich bei Verabreichung dieser Dosis ohne Titration Nebenwirkungen, wie beispielsweise Angst und Schlaflosigkeit, im HAMD-Score widerspiegeln, der bei diesen Studien als primärer Wirksamkeitsparameter benutzt wurde. Das wesentliche Ergebnis dieser Studie war die Erkenntnis, daß sich eine Tagesdosis von 20 mg Fluoxetin als wirksame Dosis erwies und daß eine Titration nicht erforderlich war.

Es zeichnete sich ab, daß höhere Dosierungen nicht notwendig waren, aber es war nicht bekannt, ob sich niedrigere Dosierungen als wirksam erweisen würden. Es wurde eine Studie mit einem ähnlichen Design begonnen, in der jedoch Fluoxetin mit den fixen Tagesdosen von 5, 20 und 40 mg gegenüber

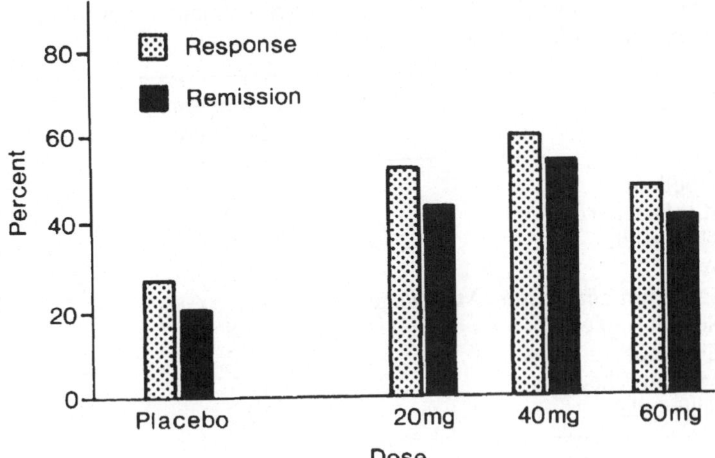

Abb. 3. Studie mit fixer Fluoxetin-Dosis. Response und Remissionsraten

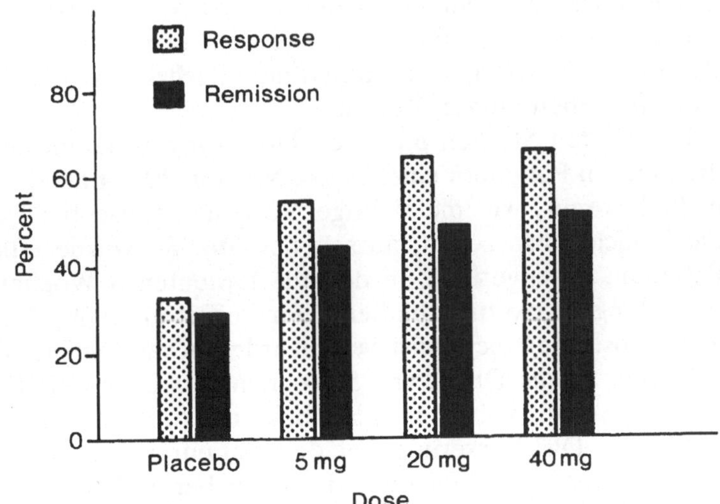

Abb. 4. Studie mit fixer niedriger Fluoxetin-Dosis. Response- und Remissionsraten

Placebo verglichen wurde (Wernicke et al. 1988). Diese Studie bestätigte, daß die Tagesdosis von 20 mg ebenso wirksam war wie die von 40 mg (Abb. 4). Auch die Tagesdosis von 5 mg schien wirksam zu sein. Betrachtet man die Veränderung im HAMD-Score, so scheint die niedrigere Dosis sogar einen schnelleren Wirkungseintritt als die höheren Dosen zu besitzen.

Berücksichtigt man die Ansprech- und Remissionsraten, so scheint die 5-mg-Dosierung nicht im gleichen Umfang wirksam zu sein. Da es nicht möglich gewesen ist, zu bestimmen, welche Patienten auf eine niedrigere Dosis hinreichend ansprechen, sind 20 mg Fluoxetin pro Tag die empfohlene Anfangsdosis.

Das Nebenwirkungsprofil, das von Patienten mit der Dosis von 20 mg berichtet wurde, ist sehr ähnlich wie das von Placebo (Tabelle 1). Lediglich Übelkeit scheint häufiger aufzutreten. Erfahrungen, die seit der Produkteinführung

Tabelle 1. Unerwünschte Ereignisse nach Einnahme von Fluoxetin 20 mg/Tag oder Placebo (%)

Ereignis	Fluoxetin [n = 196]	Placebo [n = 126]
Übelkeit	26,0*	13,5
Kopfschmerz	25,0	23,0
Nervosität	14,8	14,3
Angst	14,3	10,3
Infektion der oberen Atemwege	14,3	15,1
Schlaflosigkeit	12,8*	5,6
Diarrhoe	11,2	10,3
Mundtrockenheit	10,7	7,9
Schwindel	10,2	5,6

* $p < 0,05$-Fisher's Exakt Test (zweiseitig)

gemacht werden konnten, haben das günstige Nebenwirkungsprofil von Fluoxetin bestätigt. Übelkeit stellt selten ein Problem dar, aber Angst und Schlafstörungen erfordern gelegentlich die gleichzeitige Verabreichung eines Sedativums für einen kurzen Zeitraum.

Die beiden Studien mit fixen Dosierungen haben deutlich gezeigt, daß für die meisten Patienten eine Tagesdosis von 20 mg adäquat ist. Es war allerdings nicht bekannt, wie die richtige Vorgehensweise bei Patienten, die auf diese Dosis nicht ansprachen, aussehen sollte. So wurde eine Studie mit über 600 Patienten durchgeführt, in der alle Patienten 3 Wochen lang eine Tagesdosis von 20 mg Fluoxetin erhielten (Dornseif et al. 1989). Die Patienten, bei denen diese Dosierung nicht ansprach, wurden in randomisierter Weise aufgeteilt und bekamen für die Dauer von 5 Wochen entweder weiterhin dieselbe Dosis oder eine Tagesdosis von 60 mg. Bei beiden Gruppen zeigte sich weitere Besserung (Abb. 5). Die Besserung bei den Patienten mit der Tagesdosis von 60 mg schien etwas größer zu sein, doch ergaben sich keine statistisch signifikanten Unterschiede. Die Rate der Nebenwirkungen war bei der Gruppe mit der Tagesdosis von 60 mg etwas höher als bei der Gruppe mit der Tagesdosis von 20 mg. Somit scheint die Dauer der Therapie von sehr viel größerer Bedeutung zu sein als die Dosis. Dabei sollte jedoch in Erinnerung behalten werden, daß in diesen Studien mittlere Ansprechwerte beschrieben werden und daß einzelne Patienten tatsächlich höhere und vielleicht auch niedrigere Dosierungen benötigen. Bis jetzt ist es allerdings noch nicht möglich, vorherzusagen, um welche Patienten es sich dabei handelt.

Diese Studien liefern die Grundlage für die Empfehlung von 20 mg Fluoxetin pro Tag als die richtige Anfangsdosis und daß es sich dabei auch um die richtige Dosierung für die weiterführende Therapie handelt. Seit der Einführung von Fluoxetin hat sich diese Voraussage weitgehend bestätigt. Die Mehrheit der Patienten erhält eine Tagesdosis von 20 mg.

Obwohl die klinischen Prüfungen mit Fluoxetin an mehreren tausend Patienten durchgeführt wurden und die meisten wichtigen Eigenschaften dieser Substanz schon bekannt waren, bevor sie weiten Kreisen zur Verfügung stand,

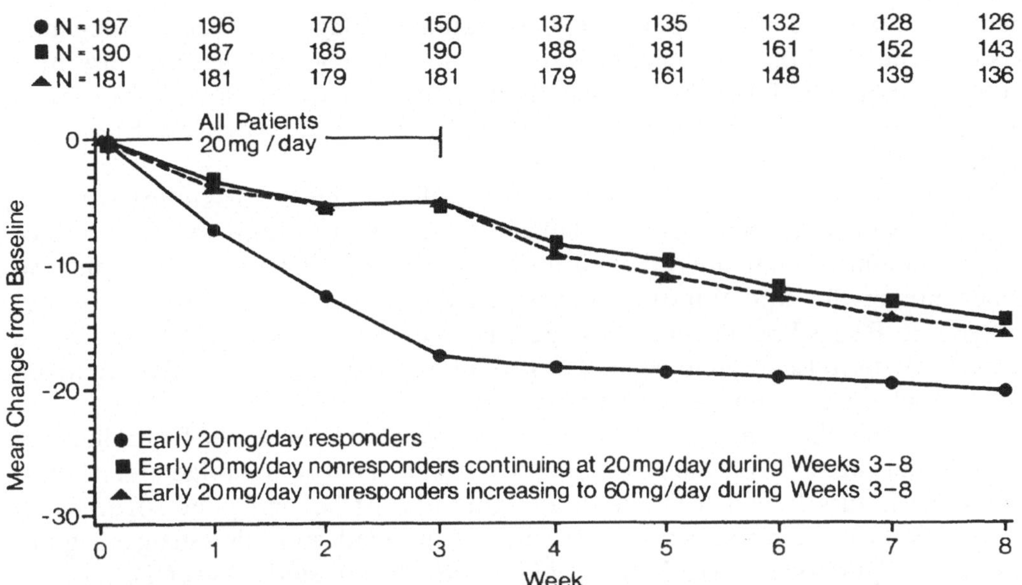

Abb. 5. Durchschnittlichhe wöchentliche Änderung im Gesamtwert der Hamilton-Depressions-Skala

wurden nach Einführung des Produktes noch verschiedene Beobachtungen gemacht. Die wichtigsten davon beziehen sich auf die Interaktionen mit Monoaminooxidase-Hemmern, auf erhöhte Konzentrationen trizyklischer Antidepressiva im Blut und auf das seltene Auftreten von Hyponatriämie.

Aus Tierversuchen und aufgrund von theoretischen Überlegungen war bekannt, daß Fluoxetin nicht zusammen mit Monoaminooxidase-Hemmern verabreicht werden soll. Dieser Warnhinweis befand sich im ursprünglichen Beipackzettel. Seit der Produkteinführung haben sich einige Todesfälle bei Patienten ereignet, die kurz zuvor mit der Einnahme von MAO-Hemmern aufgehört und dann mit Fluoxetin begonnen hatten. In der Fachinformation für Ärzte wurde verstärkt darauf hingewiesen, daß zwischen dem Absetzen von Fluoxetin und dem Beginn mit MAO-Hemmern 5 Wochen liegen sollen.

Aus ärztlichen Berichten ist zu schließen, daß erhöhte Konzentrationen trizyklischer Antidepressiva im Blut auftreten können, wenn die Patienten gleichzeitig Fluoxetin einnehmen. Bei mehreren Patienten sind Ereignisse aufgetreten, die auf eine durch Trizyklika verursachte Toxizität hindeuten. Dieses Phänomen konnte in einer kontrollierten pharmakokinetischen Studie bestätigt werden, obwohl der Mechanismus dieser Interaktion noch nicht völlig geklärt ist. Das bedeutet aber nicht, daß diese Substanzen nicht zusammen verabreicht werden können; nur sollte diese Möglichkeit im Auge behalten werden.

In sehr seltenen Fällen wurde Hyponatriämie berichtet. Sie tritt primär bei älteren Patienten auf, die Diuretika einnehmen. Obwohl es sich hier um eine sehr seltene Erscheinung zu handeln scheint, wurden immerhin gefährlich niedrige Natriumspiegel berichtet.

Soweit die wesentlichen Änderungen, die am Beipackzettel vorgenommen wurden. Unter anderem wurde auch der Hinweis zum Hautausschlag verstärkt hervorgehoben. Heute ist bekannt, daß Hautausschlag durch schwerwiegende systemische Reaktionen begleitet werden kann, die sogar ohne Hautausschlag auftreten können. Trotz ihrer großen Seltenheit kann es sich hier – vermutlich infolge eines Immun-Phänomens – um ziemlich schwerwiegende Ereignisse handeln.

Hiermit sind einige ziemlich schwerwiegende Ereignisse diskutiert worden. Es darf nicht vergessen werden, daß dieses Präparat bereits von fast 2 Mio. Patienten eingenommen worden ist und daß sich bei der großen Mehrzahl von ihnen nur erwünschte Wirkungen gezeigt haben. Die vorgenommenen Änderungen im Beipackzettel sind das Ergebnis einer gewissenhaften Überwachung der Arzneimittelsicherheit nach der Produkteinführung. Diese Bemühungen werden auch weiterhin weltweit fortgesetzt.

Die relative Sicherheit von Fluoxetin zeigt sich auch in seiner Sicherheit bei Überdosierung. Obwohl sich wohl mindestens ein Todesfall infolge einer Überdosis durch ausschließlich Fluoxetin ereignet hat, ist bekannt, daß sogar schon einmal 3000 mg eingenommen wurden und infolgedessen als einziges signifikantes Ereignis zwei kurze Krampfanfälle aufgetreten sind. Dieser Patient hat sich ohne Zwischenfälle wieder erholt. Überdosierungen von 1000 mg, was einem Bedarf an Fluoxetin von nahezu 2 Monaten entspricht, werden i. allg. ohne nachteilige Folgen vertragen.

Zusammenfassend läßt sich sagen, daß in klinischen Prüfungen und in Erfahrungen, die nach der Produkteinführung gemacht wurden, gezeigt werden konnte, daß sich Fluoxetin bei einer niedrigen und konstanten Dosierung von 20 mg pro Tag als wirksam erweist. In Verbindung mit dieser Dosis treten bei den meisten Patienten nur sehr wenige Nebenwirkungen auf. Ganz allgemein ist Fluoxetin ein sicheres Präparat, auch wenn es in Überdosis eingenommen wird.

Literatur

Chouinard G (1985) A double-blind controlled clinical trial of fluoxetine and amitriptyline in the treatment of outpatients with major depressive disorder. J Clin Psychiatry 46:32–37

Dornseif BE, Wernicke JF, Dunlop SR, Potvin JH (1989) Effects of dose escalation after low-dose fluoxetine therapy. Psychopharmacol Bull 25 (1):71–79

Feighner JP, Cohn JB (1985) Double-blind comparative trial of fluoxetine and doxepin in geriatric patients with major depressive disorder. J Clin Psychiatry 46 (3):20–25

Laakmann G, Blaschke D, Engel RR, Schwarz A (1988) Fluoxetine to amitriptyline in the treatment of depressed outpatients. Br J Psychiatry 153 (3):64–68

Stark P, Hardison CD (1985) A review of multicenter controlled studies of fluoxetine vs. imipramine and placebo in outpatients with major depressive disorder. J Clin Psychiatry 46 (3):53–58

Wernicke J (1985) The side effect profile and safety of fluoxetine. J Clin Psychiatry 46:59–67

Wernicke JF, Dunlop SR, Dornseif BE, Zerbe RL (1987) Fixed-dose fluoxetine therapy in depression. Psychopharmacol Bull 23 (1):164–168

Wernicke JF, Dunlop SR, Dornseif BE, Bosomworth JC, Lambert M (1988) Low-dose fluoxetine therapy for depression. Psychopharmacol Bull 24 (1):183–188

Workshop „Erfahrungen mit Fluoxetin"
mit J. F. Wernicke

H. J. GÄRTNER

Sedierende oder aktivierende Eigenschaften des Fluoxetins wurden sehr eingehend diskutiert, so auch die mögliche Einordnung in das *„Kielholz-Schema"*.

Dr. Wernicke wies darauf hin, daß die individuelle Reaktionsbereitschaft des Patienten, d. h. seine Ausgangslage, hier sicher eine entscheidende Rolle spielt; wenn überhaupt, dann müsse Fluoxetin insgesamt etwas mehr auf der Seite der Aktivierung im Kielholz-Schema eingeordnet werden, jedoch nicht extrem. Jedenfalls sei die Aktivierung nicht so ausgeprägt wie umgekehrt die Sedierung bei manchen Trizyklika. Auch eine Aufschlüsselung nach der Co-Medikation mit Benzidiazepinen führt bei dieser Fragestellung zu keinem eindeutigen Ergebnis, jedenfalls wurden in den Fluoxetin-Gruppen nicht mehr Benzodiazepine verbraucht als unter Placebo oder Imipramin.

Auch eine Stratifizierung der Patientenpopulation entsprechend dem Subtyp „agitiert" und „gehemmt" führt nicht zum Nachweis von Wirkunterschieden des Fluoxetins. Agitierte Patienten verbrauchten mehr Benzodiazepine in den Studien, unabhängig von der medikamentösen Behandlung.

Sehr eingehend wurde auch die Frage diskutiert, ob *suizidgefährdete depressive Patienten* mit Fluoxetin ausreichend behandelt werden können. Wernicke wies auf eine Aufschlüsselung der Studiendaten aus den USA hin, die zeigte, daß Suizidversuche und Suizide in allen Behandlungsgruppen beobachtet wurden, ohne daß sich die Fluoxetin-Gruppe hier signifikant hervorgehoben hätte.

Die Frage der Behandlung von suizidgefährdeten Patienten soll in einer separaten Studie in England (Steward und Montgomery) geprüft werden. Dr. Wernicke vertrat die Auffassung, daß auch aktivierende Antidepressiva gegen Suizidgedanken oder bei suizidalem Verhalten helfen können, jedenfalls würden die vorliegenden experimentellen Daten die weitverbreitete Theorie, daß aktivierende Substanzen eher eine Gefahr darstellen, nicht stützen. Er verwies auch auf die experimentellen Befunde von Marie Åsberg und van Praag, die insgesamt darauf hinweisen, daß eine gestörte Serotonin-Funktion mit autoaggressiven Verhaltensweisen korreliert ist. Von dieser Vorstellung ausgehend, wäre von einer Substanz wie Fluoxetin sogar eine besondere Wirksamkeit zu erwarten.

Prädikatoren für einen Therapieerfolg mit Fluoxetin konnten bislang nicht gesichert werden. Bei der Unterteilung der Studienpopulation in agitiert-depressive, gehemmt-depressive und vital-depressive Patienten fanden sich, wie gesagt, keine Unterschiede zwischen agitierten und gehemmten Patienten, wohingegen die vital-depressiven die besten Ergebnisse zeigten. Auch dieser

Unterschied, der sich in einer Studie nachweisen ließ, müßte durch weitere Untersuchungen gesichert werden.

Kontrollierte Studien, speziell zu *therapieresistenten Patienten*, liegen nicht vor. Natürlich wurden anfänglich in den USA viele therapieresistente Patienten in offene und kontrollierte Studien einbezogen und z. T. erfolgreich behandelt. Diese Beobachtung erlaubt jedoch keine schlüssige Aussage zur Wirkung bei sog. therapieresistenter Depression.

Ebenfalls noch sehr begrenzt sind die Erfahrungen bezüglich einer *Fluoxetin-Behandlung bei psychotischen Depressionen*, also Depressionen mit *Wahn-symptomatik*. Desgleichen gibt es noch keine kontrollierten Untersuchungen zur Gabe von *Fluoxetin bei Parkin-Patienten*. Es gibt einzelne Beobachtungen, daß Patienten unter Fluoxetin-Behandlung *Dyskinesien* entwickeln. Dies scheint jedoch mit der Problematik der Anwendung bei Parkinson-Patienten nichts zu tun zu haben.

Bislang gibt es keine ausreichenden Erfahrungen für die *Anwendungen von Fluoxetin bei depressiven Syndromen im Rahmen schizophrener Verläufe*. Dies gilt auch für die mögliche Symptomprovokation, die zur Zeit noch nicht abgeschätzt werden kann.

Kontrollierte Studien mit Fluoxetin bei *OCD-Patienten*, bei Patienten mit Eßstörungen und bei Angstpatienten werden zur Zeit durchgeführt. Da ein Wirknachweis für Fluoxetin noch nicht schlüssig erbracht ist, empfiehlt die Firma diese *Indikationen* zur Zeit ausdrücklich nicht.

Zur Studienpopulation wurde kritisch angemerkt, daß nach den Kriterien für eine „major depression" ausgesuchte Patienten sicher eine sehr inhomogene Population sind.

Es liegen bereits erste Studien vor, die zeigen, daß Fluoxetin auch eine prophylaktische Wirkung bei unipolar depressiven Patienten hat. Weitere größere Studien sind jedoch noch in Arbeit.

Aus den bisherigen Beobachtungen und aus einer kleineren Studie mit polaren Patienten läßt sich ableiten, daß es unter Fluoxetin nicht mehr Hypomanien gibt als unter Imipramin. Die Wirksamkeit von Fluoxetin ist auch bei depressiven Phasen im Rahmen einer bipolaren Psychose gesichert.

Zur Dosierung führte Dr. Wernicke aus, daß nach den bisher durchgeführten Studien die einmalige Gabe von 20 mg Fluoxetin pro Tag das beste Nutzen-Risiko-Verhältnis zeigt. Bei der langen Halbwertszeit wäre es denkbar, die Substanz in größeren Intervallen zu verabreichen. Hierzu liegen jedoch keine ausreichenden Erfahrungen vor.

Der erste *Metabolit des Fluoxetins*, das *Norfluoxetin*, hat eine ungefähr doppelt so lange *Halbwertszeit* wie die Ausgangsverbindung (7 Tage), so daß ein Gleichgewichtsspiegel im Plasma erst nach ca. 5 Wochen erreicht wird. Diese lange Halbwertszeit ist die Begründung dafür, daß nach Absetzen von Fluoxetin 5 Wochen gewartet werden soll, bevor ein Monoaminooxidase-Hemmer verabreicht wird.

Fluoxetin ist schlecht dialysierbar, weil es sehr stark an Eiweiß gebunden ist. Deshalb ist auch bei Überdosierungen eine Hämodialyse nicht sinnvoll.

Während zur *Kombination mit Benzodiazepinen* eine breite klinische Erfahrung vorliegt, gibt es nur wenige Daten zur *Kombination mit Neuroleptika*. In ca. 60 Fällen, in denen eine neuroleptische Co-Medikation (entgegen dem Studienprotokoll) erfolgte, zeigten sich keine besonderen Wechselwirkungen. Die Kombination wird jedoch zur Zeit nicht empfohlen, bis die zu dieser Fragestellung geplanten Studien abgeschlossen sind.

Zur Frage der *Kombination* von Fluoxetin *mit Trizyklika* führte Herr Wernicke aus, daß die Plasmaspiegel der Trizyklika bei gleichzeitiger Fluoxetin-Gabe um das 2- bis 3fache erhöht sein können. Dies müsse bei der Kombinationsbehandlung berücksichtigt werden.

Aus theoretischen Überlegungen könnte man ableiten, daß eine *Kombination* von Fluoxetin mit überwiegend auf den Noradrenalinstoffwechsel wirkenden Antidepressiva besonders günstig sein könnte. Auch hierzu liegen bislang keine gesicherten Erfahrungen vor.

Fluoxetin soll nicht mit *MAO-Hemmern*, auch nicht mit selektiven und reversiblen MAO-Hemmern *kombiniert* werden. Den dabei beobachteten Nebenwirkungen liegt wahrscheinlich eine zu stark erhöhte Serotonin-Konzentration zugrunde. Auch unter *gleichzeitiger Gabe von Tryptophan* wurden starke Insomnie und Hypomanie beobachtet. Diese Kombination ist sicher nicht so gefährlich wie die Kombination mit MAO-Hemmern, wird aber dennoch nicht empfohlen.

Allgemein zu den Nebenwirkungen berichtete Dr. Wernicke, daß trotz der sehr langen Halbwertszeit Begleitwirkungen nach Dosisreduktion bzw. Absetzen der Substanz rascher zurückgehen als aufgrund der reinen Halbwertszeit-Betrachtung zu erwarten wäre. Es besteht mit Sicherheit keine enge korrelative Beziehung zwischen Plasmakonzentration und Nebenwirkungen.

Die Frage, ob Fluoxetin die Krampfschwelle senkt, wurde von Dr. Wernicke dahingehend beantwortet, daß Krampfanfälle nur bei extremen Überdosierungen (weit über 1000 mg) beobachtet worden sind.

Es gibt bisher keine Hinweise dafür, daß eine Fluoxetin-Behandlung *Spätdyskinesien* auslöst. Bei der großen Studienpopulation wurden auch gelegentlich Spätdyskinesien registriert, die Aufschlüsselung der Daten zeigt jedoch, wie bei vielen anderen Symptomen, daß hier Ereignisse registriert werden, die nicht Folge der Behandlung sind.

Fluoxetin verändert das *Schlafprofil*. Es kommt zu einer Verlängerung der REM-Latenz, und der Anteil an REM-Schlaf ist vermindert, ebenso der Anteil an Tiefschlaf.

Sehr viele Fragen bezogen sich auf *seltene und gefährliche Nebenwirkungen*, so z. B. auf das sog. *Zimelidin-Syndrom*, auf *Leukopenien, Agranulozytosen* oder *Leberschädigungen*. Ein Zimelidin-Syndrom konnte bislang mit den mit Fluoxetin behandelten Patienten nicht nachgewiesen werden. Es gibt darüber hinaus drei berichtete Fälle von Patienten, die unter Zimelidin ein entsprechendes Syndrom entwickelten und wo dies anläßlich einer anderen Behandlung mit Fluoxetin nicht der Fall war. Einzelne *Symptome* des Zimelidin-Syndroms konnten freilich in der Studienpopulation beobachtet werden, jedoch nicht in der typischen Kombination und insgesamt nicht häufiger als unter Placebo oder Trizyklika.

Kritisch wurde von Dr. Wernicke und auch einigen Diskutanten vermerkt, daß *Häufigkeitsangaben* für einzelne unerwünschte Symptome nur dann sinnvoll ausgewertet werden können, wenn sie den Häufigkeitsangaben unter Placebo-Behandlung gegenübergestellt werden. Es muß hier berücksichtigt werden, daß die Firma bei ihren Analysen ein sog. *„Event recording"-System* verwendet, d. h. daß jedes Ereignis registriert wird, auch wenn der Zusammenhang mit der Studienmedikation fraglich oder sogar ausgeschlossen ist. Dadurch ergeben sich bei auch sonst in der Bevölkerung häufig beobachteten Symptomen sehr hohe Inzidenzen.

Auch *Blutbildveränderungen* und *Leberschädigungen* konnten bisher unter Fluoxetin nicht signifikant häufiger beobachtet werden als in den anderen Studienarten. Umgekehrt, und dies betonte Dr. Wernicke mehrfach, ist es nach der bisherigen Datenlage auch nicht auszuschließen, daß Fluoxetin solche Begleitwirkungen machen kann. Zur Zeit besteht jedenfalls aufgrund der Datenlage keine Notwendigkeit, regelmäßige Blutbild- oder Leberenzym-Kontrollen für fluoxetin-behandelte Patienten dringlicher zu fordern als für Patienten, die mit anderen Antidepressiva behandelt werden.

Zur *Schlaflosigkeit* als Depressionssymptom oder als Fluoxetin-Nebenwirkung bleibt noch anzumerken, daß die Patienten häufig unter Fluoxetin zwar den kurzen Schlaf berichten, jedoch darüber nicht klagen, da sie offensichtlich durch den Rückgang der depressiven Symptomatik insgesamt stärker beeindruckt sind als durch das noch verbleibende Symptom. Die Firma empfiehlt jedoch als Co-Medikation zu Beginn der Behandlung verordnete Tranquilizer baldmöglichst abzusetzen.

Erste, nichtkontrollierte Vergleiche lassen vermuten, daß die unter Fluoxetin berichtete *Übelkeit* nicht so stark ausgeprägt ist wie unter anderen selektiven Serotonin-Re-uptake-Hemmern. Sie tritt in den ersten Tagen der Behandlung auf und verschwindet meist nach 1–2 Wochen. Die unzureichend behandelte oder durch das Fluoxetin bewirkte (dies läßt sich nicht befriedigend differenzieren) Insomnie hält dagegen wesentlich länger an.

Eine mögliche *kardiotoxische Wirkung des Fluoxetins* ist bereits aufgrund der Tierversuche unwahrscheinlich. Die typischen EKG-Veränderungen, die man nach Gabe von Trizyklika beim Menschen beobachtet, treten unter Fluoxetin nicht auf. Die Substanz scheint auch keine Tachykardien oder Hypotonien zu bewirken, was für die Behandlung, insbesondere von Altersdepressionen, bedeutsam erscheint.

Fluoxetin hat wie andere serotoninwirksame Medikamente einen *Einfluß auf den Alkoholkonsum im Tierversuch*. Daten zur *Behandlung von Alokoholkranken* liegen für das Fluoxetin jedoch nicht vor. Sicher ist hingegen, daß die Substanz weniger Wechselwirkungen mit Alkohol hat (Sedierung, Leistungsbeeinträchtigung) als trizyklische Antidepressiva.

Ein *Eosinophilie-Myalgie-Syndrom*, wie unter Gabe von Tryptophan berichtet, konnte bisher unter Fluoxetin nicht häufiger festgestellt werden als unter Placebo.

Auf den Einwand, daß *seltene Begleitwirkungen* bei anderen Medikamenten gelegentlich regional gehäuft beobachtet worden sind, berichtete Dr. Wernicke, daß Fluoxetin bisher in USA, England, Frankreich, Spanien, in Südafrika und Belgien, eigentlich in fast allen größeren Ländern, eingeführt worden ist, ohne daß bislang Unterschiede in der *Inzidenz der Begleitwirkungen* festgestellt werden konnten.

Als einen wichtigen Punkt bei der *Risiko-Bewertung* führte Dr. Wernicke die große *therapeutische Breite* der Substanz an. Einnahmen bis zum 50fachen der Tagesdosen wurden bislang ohne lebensbedrohliche Komplikationen vertragen.

Zu den tierexperimentellen Befunden, nach denen bei hohen Dosen von Fluoxetin eine *Phospholipidose* beobachtet wurde, konnte bislang bei der Anwendung beim Menschen kein klinisches Korrelat gefunden werden. Blutuntersuchungen, Röntgenuntersuchungen und Augenspezialuntersuchungen ergaben keine Evidenz für das Auftreten einer Phospholipidose nach Fluoxetin.

Bei der Wertung der Nebenwirkungen muß auch berücksichtigt werden, daß viele Angaben aus der Zeit stammen, als Fluoxetin noch bis zu 80 mg pro Tag dosiert wurde. Erst die Studien mit fixer Dosierung zeigten, daß ein therapeutischer Effekt schon bei 20 mg pro Tag erreicht wird und daß hierbei die Häufigkeit von Begleitwirkungen wesentlich geringer ist. Es gibt bislang keine Hinweise dafür, daß – wie bei Neuroleptika und von einigen Autoren auch bei Antidepressiva vermutet – das Auftreten von Nebenwirkungen eine Voraussetzung für das Eintreten eines therapeutischen Erfolges ist.

Neurobiologische Grundlagen der „Spezifität" verschiedener Antidepressiva

A. Steiger, U. von Bardeleben und F. Holsboer

Einleitung

In der Entwicklung der Kausalforschung affektiver Erkrankungen kamen die wichtigsten Impulse aus der Neuropharmakologie. Die Entdeckung der antidepressiven Wirkung von Imipramin durch den Schweizer Psychiater Kuhn und die Beobachtung, daß sich bei 10–20 % aller Patienten, die wegen einer Hypertonus mit Reserpin behandelt wurden, ein depressives Syndrom entwickelte, führten zur Noradrenalin-Mangel-Hypothese der Depression. Sie basierte auf pharmakologischen Befunden, nach denen das Antidepressiva Imipramin durch Wiederaufnahmehemmung von Noradrenalin in die präsynaptischen Nervenendigungen dessen postsynaptische Bioverfügbarkeit erhöht. Weiter wurde diese Hypothese durch die pharmakologische Eigenschaft von Reserpin gestützt, das die präsynaptischen Noradrenalinvesikel entspeichert und so nach längerer Anwendung die noradrenerge Neurotransmission vermindert (Abb. 1).

Frühere Untersuchungen der im Urin gemessenen Konzentrationen von Noradrenalin und vor allem von dessen Abbauprodukt 3-Methoxy-4-hydrophenylglykol standen in guter Übereinstimmung mit der Noradrenalin-Mangel-Hypothese. Spätere Untersuchungen von Noradrenalin und MHPG im Urin und Plasma konnten die Annahme reduzierter noradrenerger Neurotransmission nicht absichern und deuten lediglich darauf hin, daß die Variabilität der Noradrenalinmetaboliten bei Patienten mit affektiven Erkrankungen höher ist als bei gesunden Kontrollpersonen.

Aus heutiger Sicht muß festgestellt werden, daß die der Pathophysiologie affektiver Erkrankungen und der Wirkung antidepressiver Substanzen zugrundeliegenden Mechanismen wesentlich komplexer sind, als ursprünglich in der Noradrenalin-Mangel-Hypothese oder in der gleichzeitig formulierten Serotonin-Mangelhypothese angenommen wurde.

Ziel dieses Beitrages ist es, einige ausgewählte Kapitel der neurobiologischen Grundlagenforschung zum Thema „Spezifität von Antidepressiva" darzustellen und dabei insbesondere auf die Neurobiologie der Rezeptoren und der Signalübertragung, auf die Neuroendokrinologie und die Neuropharmakologie einzugehen.

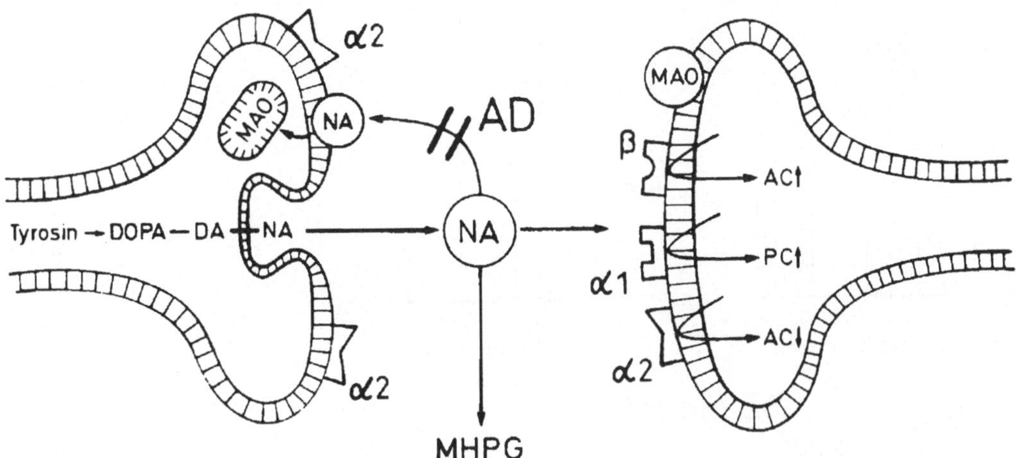

Abb. 1. Klassisches Modell der noradrenergen Neurotransmission. Aus der Aminosäure Tyrosin werden Dihydroxyphenylalanin *(DOPA)*, Dopamin *(DA)* und Noradrenalin *(NA)* synthetisiert. NA wird aus den präsynaptischen Vesikeln freigesetzt und stimuliert präsynaptisch α_2-Adrenozeptoren, die hemmend auf die Synthese und weitere Freisetzung von NA wirken. Antidepressiva hemmen die Wiederaufnahme von NA in die präsynaptische Nervenendigung. Postsynaptisch werden α_1-, α_2- und β-Adrenozeptoren stimuliert. Dadurch wird der Signaltransfer durch die Membran eingeleitet und spezifische „Second-messenger“-Systeme (Adenylatzyklase *AC*, Phosphilipase *PC*) aktiviert. Monoaminooxidase *(MAO)* ist hier das wichtigste Enyzm für den Abbau der biogenen Amine. 3-Methoxy-4-hydroxyphenylglykol (MHPG) ist der Hauptmetabolit von NA.

Aminerge Rezeptoren und Signalübertragung in die Zelle

Adrenozeptoren sind Mitglieder einer größeren Familie von Rezeptoren, die an guaninnukleotid-bindende Proteine – kurz G-Proteine – gekoppelt sind. Diese Rezeptorsysteme bestehen aus 3 Abschnitten.
1. dem Rezeptor,
2. dem Transduktionselement, hier das G-Protein,
3. dem biochemischen Effektor, der seinerseits einen intrazellulären sekundären Botenstoff („second messenger“) stimuliert.

Die Molekularbiologie hat in den letzten Jahren die Aminosäuresequenzen des β_1-, β_2-, α_1- und α_2-Rezeptors aufgeklärt.

Zur topographischen Anordnung eines Adrenozeptors in der Zellmembran wird angenommen, daß alle 4 Adrenozeptoren über 7 hydrophobe transmembranäre Helices mit sehr ähnlicher Aminosäuresequenz verfügen. Auch die beiden ersten zytoplasmatischen Schleifen C I und C II sind homolog. Der extrazelluläre N-Terminus, die intrazelluläre Schleife C III und der intrazelluläre C-Terminus weisen rezeptorspezifische Unterschiede auf (Abb. 2).

Man nimmt an, daß die Koppelungsstelle zwischen Rezeptor und G-Protein in der C-III-Schleife liegt.

Die *Klassifizierung* der Adrenozeptoren erfolgte vor allem aufgrund ihrer pharmakologischen Eigenschaften. Ursprünglich wurde entsprechend der

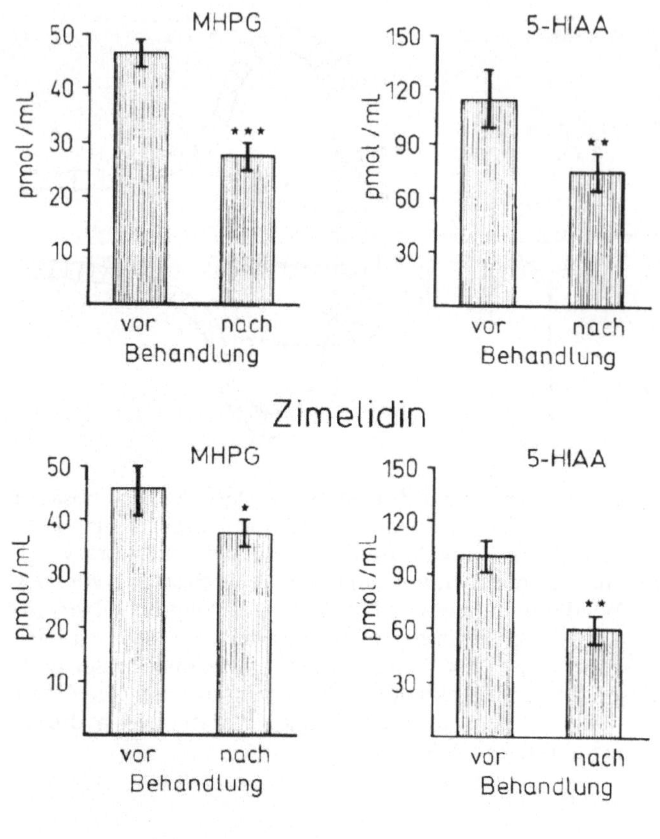

Abb. 2. Struktur eines Adrenozeptors, topographische Anordnung der sieben transmembranären Helices. (Modifiziert nach Lefkowitz u. Caron 1988)

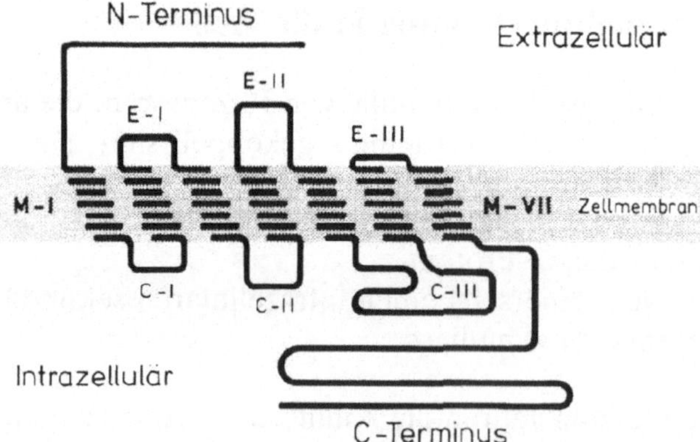

Abb. 3. Einteilung der Andrenozeptoren in drei separate Klassen. (Modifiziert nach Bylund 1988)

Lokalisation zwischen den postsynaptischen α_1- und den präsynaptischen α_2-Rezeptoren unterschieden. Die heute übliche Subtypisierung fußt auf Radioliganden-Bindungsstudien mit Anwendung selektiver, radioaktiv markierter Liganden (Abb. 3). So kann zwischen α_1- und α_2-Rezeptoren mit Hilfe der α-adrenergen Antagonisten Prazosin und Yohimbin unterschieden werden. Yohimbin bindet wesentlich besser an α_2-Rezeptoren, Prazosin besser an α_1-Rezeptoren.

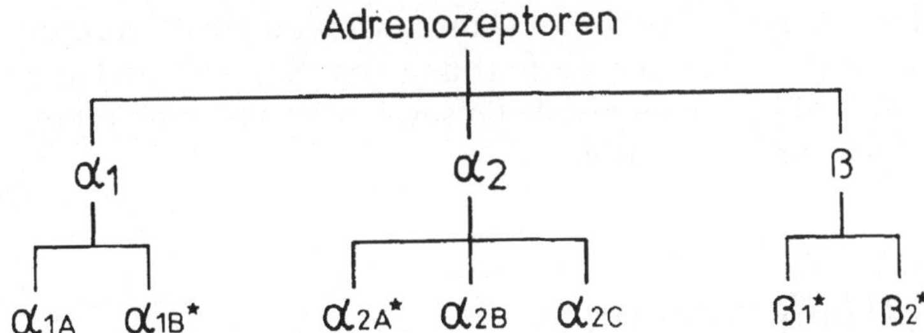

Abb. 4. Einteilung der 5-HT-Rezeptoren. (Nach Pritchett et al. 1988)

Es ist möglich, daß die Entschlüsselung der molekularen Struktur der Adrenozeptoren sowie der unterschiedlichen Membranproteine zu einer modifizierten Klassifikation führen.

Bei den *5-HT-Rezeptoren* werden auf der Grundlage von Radioliganden-Assays derzeit 6 verschiedene Subtypen im ZNS unterschieden. Während 5-HT$_1$-Rezeptoren eine nanomolare Affinität für Serotonin besitzen, liegt die Affinität von 5-HT$_2$-Rezeptoren im makromolaren Bereich. Erst 1987 wurde nachgewiesen, daß eine zuvor nur in der Peripherie identifizierbare dritte 5-HT-Rezeptorkategorie, der 5-HT$_3$-Rezeptoren, ebenfalls im ZNS identifizierbar sind (Kilpatrick et al. 1987) (Abb. 4).

Zur Physiologie der 5-HT-Rezeptor-Subtypen ist bisher folgendes bekannt:

5-HT$_{1a}$-Rezeptoren

Die 5-HT-Rezeptoren im Hippocampus und anderen Teilen des limbischen Systems sind primär 5-HT$_{1a}$-Rezeptoren. An diesen Rezeptoren bindet z. B. selektiv Buspiron, also eine Substanz, der klinisch anxiolytische Eigenschaften zugeschrieben werden.

5-HT$_{1b}$-Rezeptoren

Der 5-HT$_{1b}$-Rezeptor ist im Rattenhirn, aber noch nicht im menschlichen Gehirn nachgewiesen worden. Stimulation postsynaptischer 5-HT$_{1b}$-Rezeptoren mit Agonisten, wie z. B. m-Chlorophenyl-Piperacin (mCPP) induziert tierexperimentell anorektisches Verhalten.

5-HT$_{1c}$-Rezeptoren

Dieser Rezeptor wurde im Plexus choreoideus der Ratte gefunden. Er weist eine hohe Affinität für 5-HT, Metisergid und Mianserin auf. Eine Funktion für diesen Typ ist noch nicht entdeckt worden.

5-HT$_2$-Rezeptoren

Die höchste 5-HT$_2$-Bindung findet sich im zerebralen Kortex und Kaudatum. Spezifische 5-HT$_2$-Rezeptorantagonisten wirken in den meisten Tiermodellen der Angst anxiolytisch. Daher wird dieser Rezeptortyp neben den 5-HT$_{1a}$-Rezeptoren mit der Vermittlung von Angstzuständen in Verbindung gebracht. Der 5-HT$_2$-Antagonist Ritanserin zeigt in Studien eine schlafanstoßende und neuroleptische Wirkung.

5-HT$_3$-Rezeptoren

Neue Untersuchungsergebnisse deuten auch darauf hin, daß der 5-HT$_3$-Rezeptor, der mit dem Ionenkanal gekoppelt ist, sich als Angriffspunkt anxiolytischer Substanzen eignet. Eigene Untersuchungen über die Effekte eines 5-HT$_3$-Rezeptor-Antagonisten (ICS 205-930) auf das Schlaf-EEG deuten darauf hin, daß dieser Rezeptorsubtyp nicht an der Schlafregulation beteiligt ist (Guldner et al. 1991).

5-HT$_{1a}$, 5-HT$_{1c}$ und die 5-HT$_2$-Rezeptoren wurden in den letzten Jahren von drei verschiedenen Arbeitsgruppen kloniert. Auch diese Rezeptoren zählen zur G-Proteinrezeptorenfamilie und weisen jeweils 7 transmembranäre Helices auf. Interessanterweise zeigt der 5-HT$_{1a}$-Rezeptor eine engere Verwandtschaft zum β_2-Rezeptor als zum 5-HT$_{1c}$ und 5-HT$_2$-Rezeptor. Anderseits besteht eine Homologie zwischen 5-HT$_{1c}$ und 5-HT$_{2b}$-Rezeptoren.

Der Signalverarbeitungsprozeß nach Bindung eines Neurotransmitters an einen Rezeptor läuft über folgende Stufen ab:

Das an der Zelloberfläche ankommende Signal führt zur Aktivierung der G-Proteine. Bis heute sind 9 Subtypen von G-Proteinen nachgewiesen, die an der Regulation verschiedener Effektoren beteiligt sind. Diese können sowohl inhibitorisch als auch exzitatorisch wirken. Durch vielfältige Reaktionsmöglichkeiten der G-Proteine auf die rezeptorvermittelte Aktivierung können Signale sehr spezifisch moduliert an die Effektorsysteme weitergeleitet werden. Als Folge einer Interaktion mit einer Untereinheit des G-Proteins kommt es – als ein Hauptsignalweg – zur Stimulation der Adenylatzyklase, die die Synthese von cAMP aus ATP bewirkt. Letzter Schritt in der Signalkette ist die Aktivierung der A-Kinase, einer Proteinkinase (Abb. 5). Auch die rezeptorvermittelte Hemmung der Adenylatzyklase ist bekannt.

Bei einem zweiten Hauptsignalweg, der hier nicht detailliert dargestellt wird, dient Phospholipase C als „second messenger".

Interaktion zwischen noradrenerger und serotoninerger Neurotransmission

Zwischen noradrenergem und serotoninergen System besteht eine enge Wechselwirkung. Diese wurde schon 1964 durch Dahlströhm u. Fuxe nahegelegt, die im ZNS Terminale fanden, die zugleich Noradrenalin und 5-HT enthalten. Brunello et al. (1982) wiesen nach, daß die Zerstörung serotoninerger Neuronen die „down regulation" von β-Rezeptoren durch das Antidepressivum De-

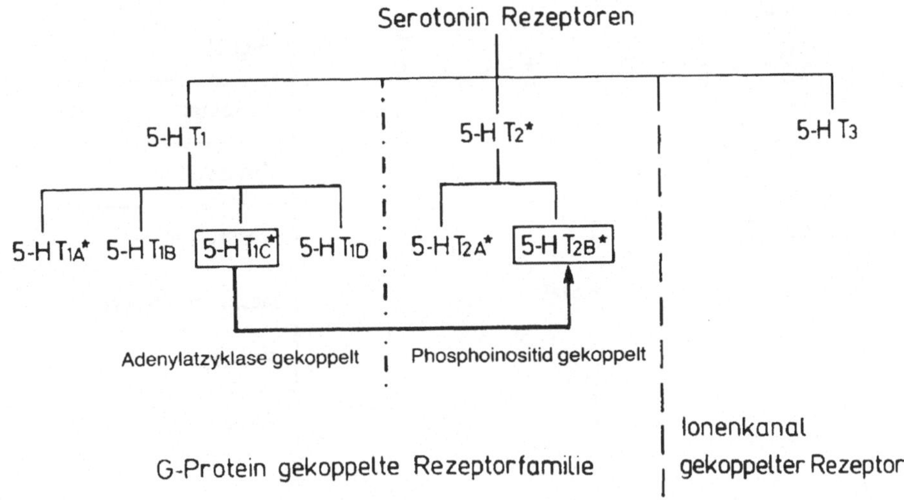

Abb. 5. Regulation der Adenylatzyklase. Durch den Agonist-Rezeptor-Komplex (*Ri* inhibitorisch, *Rs* stimulatorisch) wird das G-Protein aktiviert. Dieses wirkt dann stimulatorisch *(G_s)* oder inhibitorisch *(G_i)* auf den Effektor ein. Die Stimulation der Adenylatzyklase ist Folge der Interaktion einer G_2-Untereinheit (Alpha-Einheit) in der aktiven GPT-Form mit der katalytischen Untereinheit der Adenylatzyklase *(AC)*, die aus ATP durch intramolekulare Veresterung cAMP bildet. Eine solche Stimulation wird beispielsweise durch den Agonist-Rezeptorkomplex NA-Beta-Adrenozeptor bewirkt. Cholera-Toxin *(Chol-Tox.)* unterdrückt die Inaktivierung des G_s-GPT-Komplexes, so daß die Zelle auch ohne externes Signal weiter cAMP produziert. Durch rezeptorvermittelte Aktivierung des G_1-Proteins (z. B. NA-Alpha$_2$-Adrenozeptor) in der GPT-Form wird die katalytische AC-Untereinheit gehemmt und die cAMP-Synthese unterdrückt. Pertussis-Toxin *(Pert.-Tox.)* kann die inhibitorische Signalweiterleitung unterbinden und damit die Hemmung der AC verhindern. Unabhängig von der G-Proteinaktivität kann die AC durch Forskolin gesteigert werden. Letzter Schritt in der Signalkette ist die Aktivierung einer Proteinkinase *(A-Kinase)* zur Proteinphosphorylierung

simipramin verhindert. Aus dieser Beoabchtung wurde geschlossen, daß ein intaktes serotoninerges System für die durch Antidepressiva induzierte Regulation von β-Adrenozeptoren erforderlich ist. Eine isolierte Betrachtungsweise noradrenerger und serotoninerger Mechanismen ist auch deshalb wenig verfolgenswert, da gezeigt wurde, daß präsynaptisch freigesetztes Noradrenalin nicht nur selbsthemmend über α_2-Rezeptoren an der noradrenergen Nervenendigung, sondern auch fremdhemmend über α_a-Rezeptoren am 5-HT-Terminal wirken kann (Göthert 1988) (Abb. 6).

Es ist nicht abschließend geklärt, ob sich diese regulatorischen Effekte auf die antidepressiven Mechanismen im ZNS des Menschen übertragen lassen. Allerdings sprechen die Ergebnisse einer Studie, nach der das überwiegend die Noradrenalinwiederaufnahme hemmende Medikament Desimipramin und der Serotonin-Wiederaufnahmehemmer Zimelidin die Liquorkonzentration der Metaboliten von 5-HT und Noradrenalin bei Patienten mit Depression im Rahmen einer 3- bis 4wöchigen Therapie gleichsinnig verändern (Potter et al. 1985), für eine Interaktion zwischen noradrenergem und serotoninergen System (Abb. 7).

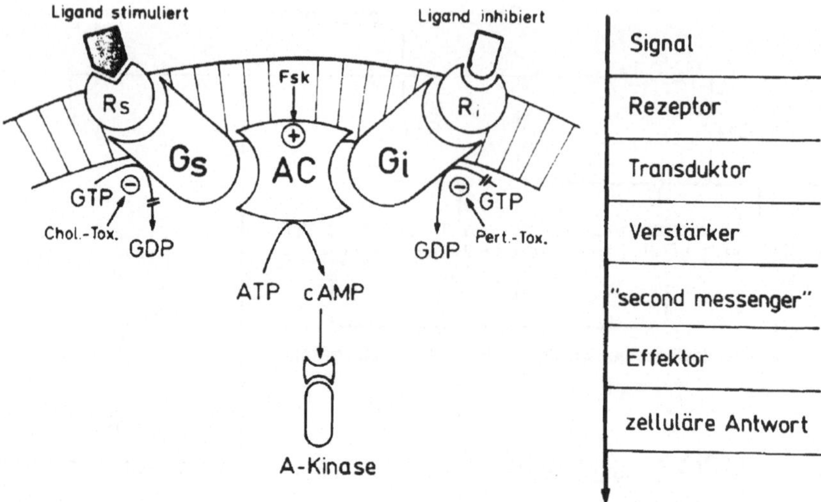

Abb. 6. Die Hauptmetaboliten von Noradrenalin, MHPG und von Serotonin, 5-Hydroxyindolessigsäure (5-HIAA) sinken im Liquor cereprospinalis nach 3- bis 4wöchiger Therapie sowohl mit Desimipramin, einem vorwiegenden Noradrenalin-Wiederaufnahmehemmer (n = 11) als auch mit Zimelidin (einem vorwiegenden Serotonin-Wiederaufnahmehemmer (n = 9) bei Patienten mit Depression ab. (Nach Potter et al. 1985)

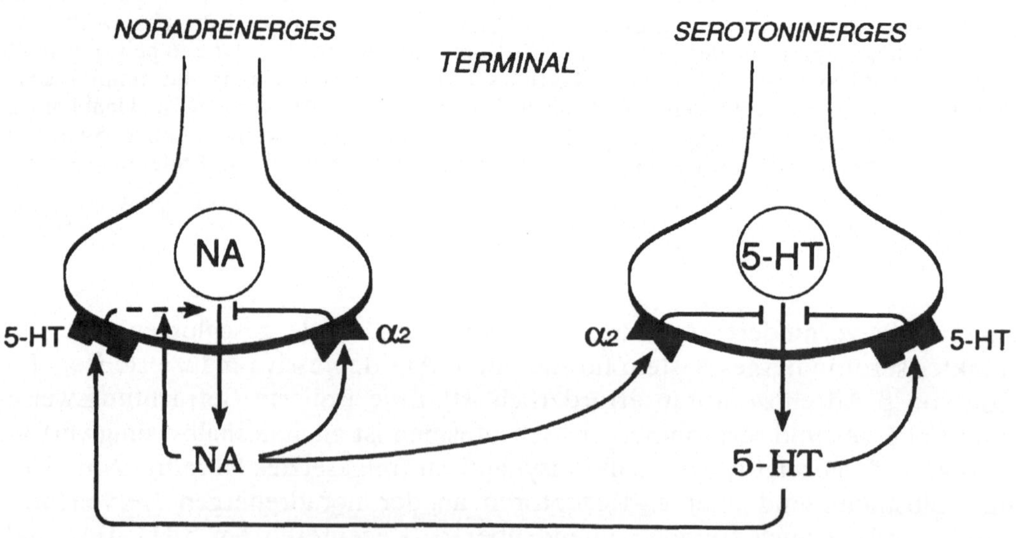

Abb. 7. Schema der präsynaptischen Interaktion. (Nach Göthert 1988)

Zusammenhänge zwischen aminerger Neurotransmission und Glukokortikoiden

Die aminergen Systeme interagieren nicht nur untereinander, sondern auch mit dem endokrinen System. Die am ausführlichsten dokumentierten neurobiologischen Veränderungen bei Patienten mit Depression sind Störungen der Achse

Tabelle 1. Neurochemische Effekte von Glukokortikoiden (GK) auf noradrenerge und serotoninerge Mechanismen

---

Noradrenalin (NA)
- GK supprimieren die NA-stimulierte cAMP-Bildung in Kortex und Hippocampus
- Adrenalektomie vermindert/GK erhöhen die α_2-Rezeptorbindung im Hypothalamus; α_1-Rezeptorbindung bleibt unbeeinflußt
- GK erhöhen postnatal die Aktivität der Tyrosinhydroxylase (Enzym für den geschwindigkeitsbestimmenden Schritt der NA-Biosynthese). Im zervikalen Ganglion wird dieser Effekt durch Nervenwachstumsfaktor (NGF) synergistisch verstärkt
- Im adulten limbischen System haben GK einen Puffereffekt auf den durch Streß induzierten NA-Anstieg

Serotonin
- Adrenalektomie vermindert/GK erhöhen die Aktivität der Tryptophanhydroxylase (Enzym für den geschwindigkeitsbestimmenden Schritt der 5-HT-Biosynthese)
- Adrenalektomie führt zum Anstieg der 5-HT_1-Rezeptordichte im Subiculum, Gyrus dentatus und dorsalen Raphe-Kernen (Hauptsynthesegebiet für 5-HT im ZNS)
- GK vermindern die durch Adrenalektomie induzierte 5-HT_1-Rezeptordichtezunahme regionalspezifisch (CA_1-Zellfelder des Hippocampus, Gyrus dentatus dorsale Raphe-Kerne)

---

limbisches System – Hypothalamus – Hypophyse – Nebennierenrinde, die sich in einer erhöhten Sekretion von Kortisol und ACTH, einer fehlenden Supprimierbarkeit von Kortisol im Dexamethason-Hemmtest und einer verminderten Stimulation von ACTH durch CRH niederschlagen. Die Aktivierung der Sekretion von Kortisol ist einer der Mechanismen, die der Organismus benutzt, um exogene, durch Sinnesorgane aufgenommene Eindrücke, die aufgrund abgespeicherter Erfahrung zur individuellen Streßantwort gehören, in zentrale und periphere Adaptation umsetzen. In dieser Funktion als Bindeglied zwischen externen Einflüssen und neuronalen ZNS-Mechanismen begründet sich das besondere Interesse psychiatrischer Forschung an Kortikosteroiden, deren Effekte gleichzeitig auf klinischer, zellulärer und molekularer Ebene erforscht werden können (Übersicht bei Holsboer 1989).

Neurochemische Effekte von Glukortikoiden auf noradrenerge und serotoninerge Mechanismen sind in Tabelle 1 zusammengefaßt.

Wirkungen von Antidepressiva auf Schlaf-EEG und hormonelle Sekretion

Als erfolgreiche Instrumente zur Charakterisierung neurobiologischer Effekte von antidepressiv wirksamen Substanzen beim Menschen haben sich die Untersuchung von Schlaf-EEG und von hormoneller Sekretion erwiesen.

Eine Vielzahl von Untersuchungen hat gezeigt, daß fast alle Antidepressiva die im Schlaf-EEG registrierte Schlafstruktur von Patienten und gesunden Probanden deutlich beeinflussen, indem sie den Rapid-eye-movement(REM)-Schlaf unterdrücken (Übersicht bei Chen 1979). Diese Beobachtung floß in die

Hypothese ein, die REM-Suppression sei der Mechanismus der antidepressiven Wirkung von Psychopharmaka (Vogel et al. 1975). Ebenso wurde gezeigt, daß Antidepressiva die hormonelle Sekretion sowohl am Tage (Laakmann 1987) als auch während des Schlafs (Steiger et al. 1988a) beeinflussen.

In einer vergleichenden Untersuchung über neurobiologische Effekte der beiden Steroisomere von Hydroxymaprotilin, Levoprotilin (CGP 12103) und CGP 12104 bei Patienten mit Depression und gesunden Probanden konnten spezifische Effekte bei unterschiedlicher Wirkung auf das aminerge System differenziert werden (Steiger et al. 1988b) (Abb. 8).

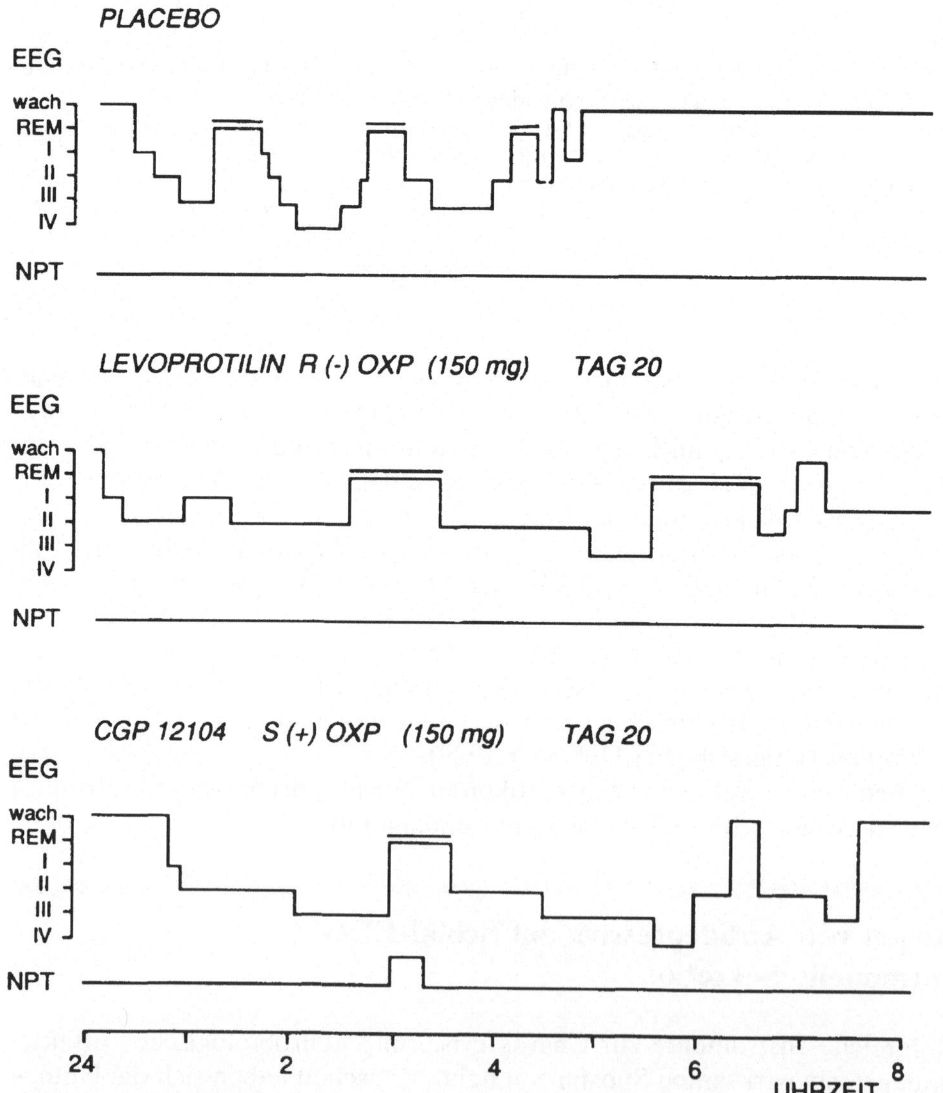

Abb. 8. Schlaf-EEG eines 60jährigen Patienten mit Depression unter *A)* Placebo, *B)* Levoprotilin und *C)* CGP 12104. Unter Levoprotilin wird der REM-Schlaf nicht supprimiert, hingegen unter CGP 12 104

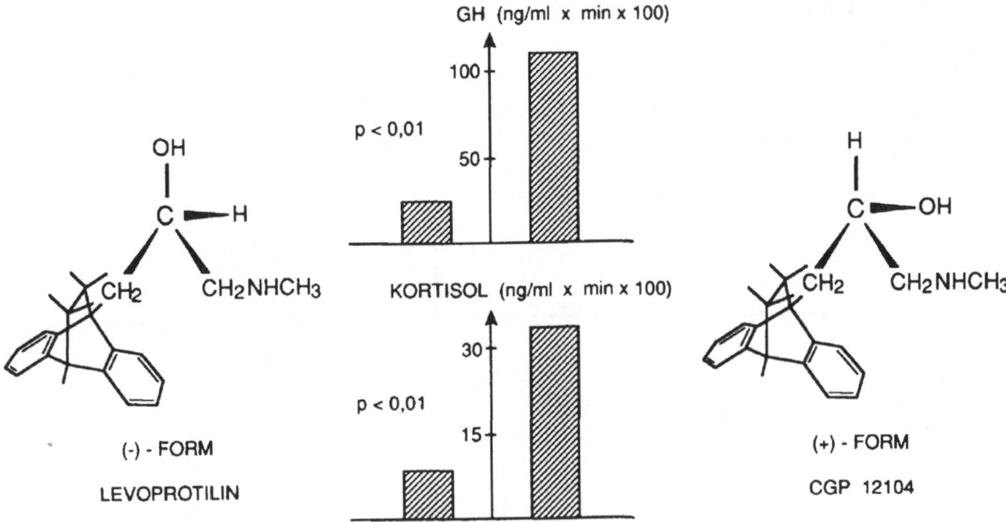

Abb. 9. Unterschiedliche Effekte der Stereoisomere Levoprotilin und CGP 12 104 auf die hormonelle Sekretion von Wachstumshormonen und Kortisol bei gesunden Probanden. Levoprotilin ist ohne Effekt, CGP 12 104 führt zu einer deutlichen Stimulation beider Hormone

Von Levoprotilin war bisher nur eine antihistaminerge Wirkung bekannt, nach neueren Ergebnissen werden zusätzlich Einflüsse auf Adrenozeptoren und auf dopaminerge Mechanismen diskutiert. Die Substanz führte bei Patienten mit Depression nicht zu einer REM-Suppression, die hormonelle Sekretion gesunder Probanden blieb unverändert. Umgekehrt fand sich unter CGP 12104, dem rechtsdrehenden Isomer, einem selektiven Noradrenalin-Wiederaufnahmehemmer, eine deutliche Reduktion von REM-Schlaf. In einer Akutuntersuchung am Tage fand sich eine deutliche Stimulation von Wachstumshormonen und Kortisol bei gesunden Probanden. Zwei Stereoisomere mit unterschiedlicher Rezeptorspezifität führen also zu deutlich unterschiedlichen Effekten auf Schlaf-EEG und hormonelle Sekretion (Abb. 9).

Einmalige Gabe des Serotonin-Wiederaufnahmehemmers Fluoxetin in einer Dosis von 80 mg führte bei gesunden Probanden zu einer deutlichen Suppression von REM-Schlaf. Ein interessanter Nebenbefund ist hier, daß die unter physiologischen Bedingungen an den REM-Schlaf assoziierten nächtlichen Spontanerektionen bei der REM-Suppression dissoziieren und unabhängig vom REM-Schlaf in ihrer physiologischen Periodik weiter auftreten (von Bardeleben et al. 1986) (Abb. 10). Dies wurde auch bei zwei der Probanden beobachtet, bei denen eine völlige Unterdrückung des REM-Schlafs erreicht wurde. Der Befund, daß sowohl ein selektiver Noradrenalin-Wiederaufnahmehemmer (CGP 12104) als auch ein selektiver Serotonin-Wiederaufnahmehemmer (Fluoxetin) zu den gleichen elektrophysiologischen Veränderungen, nämlich einer deutlichen REM-Suppression führen, war ursprünglich überraschend. Er läßt sich aber mit dem Modell von Hobson u. McCarley (1975) in Einklang bringen. Hobson u. McCarley postulierten ein Alternieren von cholinergen und aminergen (noradrenergen und serotoninergen) Mechanismen in der

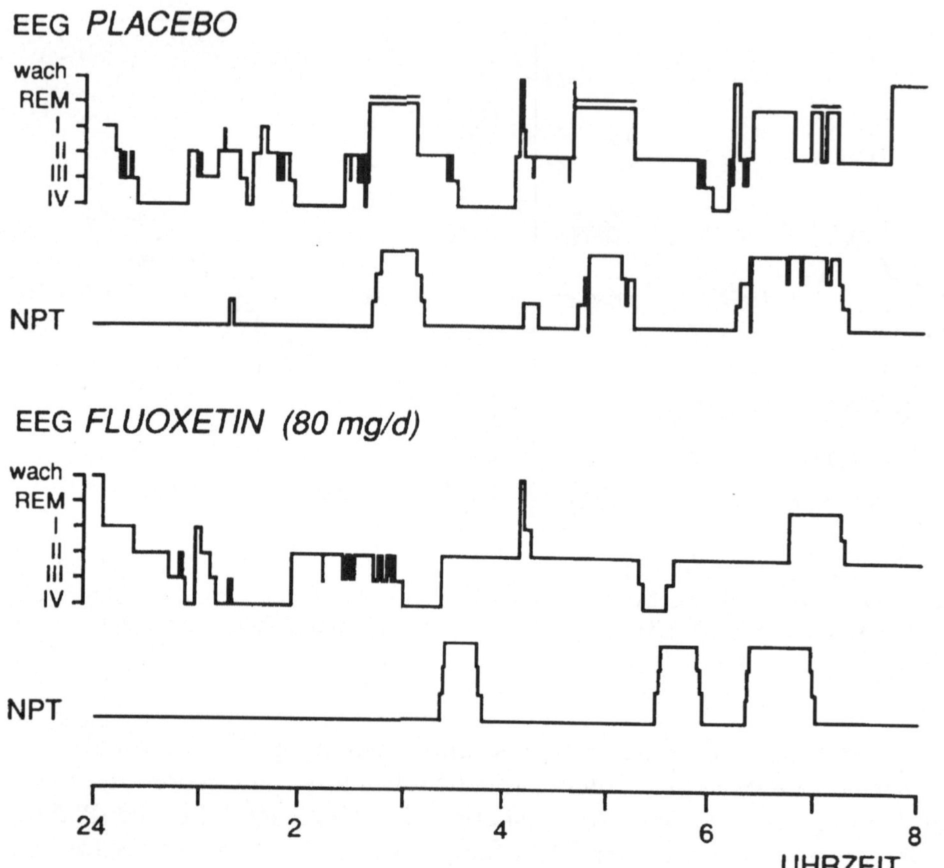

Abb. 10. Schlaf-EEG und nächtliche penile Tumeszenz (NPT) eines gesunden Probanden unter Placebo und unter 80 mg Fluoxetin. Fluoxetin führt zu einer deutlichen Suppression des REM-Schlafes. (Modifiziert nach von Bardeleben et al. 1987)

Regulation des REM-Non-REM-Zyklus, wobei Azetylcholin den REM-Schlaf fördert, während Noradrenalin und Serotonin Non-REM-Schlaf triggern. Dieses Modell könnte erklären, daß eine vermehrte Präsenz dieser biogenen Amine im synaptischen Spalt zu einem Übergewicht von Non-REM-Schlaf führt.

Schlaf ist nicht nur durch das zyklische Auftreten von REM- und Non-REM-Phasen charakterisiert, sondern auch durch eine beträchtliche Aktivität im endokrinen System. Zu Beginn der Nacht ist die Kortisolsekretion niedrig, um in der zweiten Nachthälfte deutlich anzusteigen. Wachstumshormon (GH) zeigt ein inverses Sekretionsmuster mit einem Peak zu Beginn der Nacht, der von einer erniedrigten Sekretion gefolgt wird. Die Prolaktinkonzentration steigt nach Schlafbeginn an und zeigt ihr Maximum im zweiten oder dritten Nachtdrittel (Weitzman 1976; Steiger et al. 1987a). Wegen dieser Verzahnung von Schlaf-EEG und nächtlicher hormoneller Sekretion ist es besonders attraktiv, diese biologischen Achsen parallel zu untersuchen. Unsere Arbeitsgruppe

Tabelle 2. Einflüsse von Antidepressiva auf Schlaf-EEG und nächtliche hormonelle Sekretion

	REM	Stadien $^1/_2$	SWS	Hormonelle Sekretion unter Medikation	nach Entzug
Brofaromin	↓	↑	↓	GH ↓	GH ↓
Moclobemid	↓	∅	∅	Kortisol ↑	Kortisol ↑
Clomipramin	↓	↑	↓	Kortisol ↑	Kortisol ∅
Amitriptylin	↓	∅	↑	Kortisol ↑ GH ↓	Kortisol ∅ GH ↓
Trimipramin	∅	∅	∅	Kortisol ↓ PRL ↑	Kortisol ↑ PRL ↓
Fluoxetin	↓	∅	∅	Kortisol ↑	

führte bei gesunden Probanden eine Reihe von Studien zu den schlafendokrinologischen Wirkungen verschiedener Antidepressiva durch. Im einzelnen wurden in Langzeituntersuchungen (3 Tage Placebo, 10 Tage Wirkstoff, 7 Tage Placebo) die Effekte einiger „unspezifischer" Substanzen, der selektiven MAO-A-Inhibitoren Brofaromin und Moclobemid und der Trizyklika Amitryptilin, Clomipramin und Trimipramin (Steiger et al. 1987b, 1988a, 1989) und in einer Akutuntersuchung placebo-kontrolliert der Effekt einer Einzeldosis von 80 mg Fluoxetin, kombiniert mit Metyrapon (von Bardeleben et al. 1986) untersucht. Die wichtigsten Ergebnisse sind in Tabelle 2 zusammengefaßt.

Es ist ersichtlich, daß mit der Ausnahme von Trimipramin alle untersuchten Antidepressiva den REM-Schlaf verringern, während es zu differentiellen Effekten auf die nächtliche hormonelle Sekretion kommt. Unter Fluoxetin wurde ebenso wie unter Moclobemid, Clomipramin und Amitryptilin eine vermehrte Kortisolsekretion (bei Fluoxetin vor allem zu Beginn der Nacht) beobachtet. Das stimmt mit tierexperimentellen Daten überein, nach denen Kortisol- und kortikotropin-freisetzendes Hormon (CRH) in der Akutuntersuchung unter Fluoxetin anzeigt (Gibbs u. Vale 1983).

Es erscheint zunächst paradox, daß Antidepressiva einen Effekt ausüben, der einem neurobiologischen System der Depression entspricht, nämlich einen Anstieg von Kortisol. Allerdings muß hier betont werden, daß es sich um einen akuten Effekt handelt und die Wirkungen bei mehrwöchiger Gabe noch untersucht werden müssen.

Zum Vorteil spezifischer Antidepressiva

Welche Vorteile hat ein spezifisch wirksames Antidepressivum aus klinischer und theoretischer Sicht?

Nicht ohne Grund wurde der Begriff Spezifität in der Überschrift zu diesem Beitrag in Anführungszeichen gesetzt. Es wurde versucht, darzustellen, daß die Pathophysiologie affektiver Erkrankungen und die Neuropharmakologie der Wirkung von Antidepressiva hochgradig komplex sind. Hunderte von Hormonen, biogenen Aminen und Wachstumsfaktoren binden im Gehirn an spezifischen Zellmembranrezeptoren, um eine kaum überschaubare Fülle metabolischer Effekte und Transportprozesse zu induzieren sowie eine große Zahl von Genen zu regulieren. Dabei stehen nach dem heutigen Wissensstand offenbar nur etwa 10 „second messenger" als Effektoren zur Verfügung, um die von außen an die Zelle herangetragenen Informationen ins Zellinnere zu signalisieren. Noch völlig unbekannt ist, in welcher Weise die Astroglia mit Psychopharmaka in Wechsel tritt und ob sich hieraus auch Konsequenzen für die Entstehung und den Verlauf psychischer Erkrankungen ableiten.

Die klinischen Erfahrungen mit spezifisch wirksamen Antidepressiva haben bisher nicht ausreichend Hinweise erbracht, daß diese besser wirken als unspezifische. Weder auf biochemischer noch auf psychopathologischer Ebene ist es bisher gelungen, Patienten zu identifizieren, die einer spezifischeren Differentialtherapie zugeführt werden können. Die mangelnde klinische Spezifität beruht möglicherweise auf der fehlenden pharmakologischen Spezifität nach Langzeitapplikation, die sich aus der geschilderten Interaktion zwischen verschiedenen Neurotransmittersystemen erklären läßt.

Für die klinische Anwendung liegt der Hauptvorteil spezifischer Antidepressiva in der geringeren Nebenwirkungsrate.

Somit dürfte mit Fluoxetin ein klinisch gut wirksames Antidepressivum mit dem Vorteil einer geringeren Nebenwirkungsrate zur Verfügung stehen. Für die Grundlagenforschung stellt eine solche selektive Substanz ein wichtiges Instrument dar, um die vielen noch offenen Fragen, die die Neurobiologie für uns bereithält, einer Lösung näherzubringen.

Literatur

Bardeleben U von, Steiger A, Gerken A, Holsboer F (1986) Pharmacoendocrine and sleep-EEG characteristics of fluoxetine in normal controls. Br J Clin Pract 40 (Suppl 46):34–40

Brunello N, Barbacchia ML, Chuang DM, Costa E (1982) Down-regulation of beta adrenergic receptors following repeated desipramine injection: Permissive role serotonergic axons. Neuropharmacology 21:1145–1149

Bylund DB (1988) Subtypes of alpha$_2$-adrenoceptors: Pharmacological and molecular biological evidence converge. TIPS 9:356–361

Chen CN (1979) Sleep, depression and antidepressants. Br J Psychiatry 135:385–402

Dahlström A, Fuxe K (1964) Evidence for the existence of monoamine containing neurons in the central nervous system. I. Demonstration of monoamines in the cell bodies of brainstem neurons. Acta Physiol Scand 63:1–55

Gibbs DM, Vale W (1983) Effect of the serotonin reuptake inhibitor fluoxetine on corticotropin-releasing factor and vasopressin secretion into hyophyse portal blood. Brain Res 280:176–179

Göthert M (1988) Modulation of transmitter release by presynaptic serotonin receptors. NATO ASI Series 19:55–68

Guldner J, Rothe B, Lauer C, Pollmächer T, Steiger A, Spiegel R, Holsboer F (1991) Effects of a 5-HT$_3$ receptor antagonist on sleep EEG and sleep associated secretion of cortisol and growth hormone. Biol Psychiatry 29:326

Hobson JA, McCarley RW, Wyzinski PW (1975) Sleep cycle oscillation: reciprocal discharge by two brain stem neuronal groups. Science 189:55–58

Holsboer F (1989) Psychiatric implications of altered limbic-hypothalamic-pituitary-adrenocortical activity. Eur Arch Psychiatry Neurol Sci 238:302–322

Kilpatrick GJ, Jones BJ, Tyers MB (1987) Identification and distribution of 5-HT$_3$ receptors in rat brain using radioligand binding. Nature 330:746–748

Laakmann G (1987) Psychoneuroendokrinologie und Depressionsforschung. Springer, Berlin Heidelberg New York Tokyo

Lefkowitz RJ, Caron MG (1988) Adrenergic receptors. Models for the study of receptors coupled to guanine regulatory proteins. J Biol Chem 263:4993–4996

Potter WZ, Scheinin M, Golden RN (1985) Selective antidepressants and cerebrospinal fluid. Arch Gen Psychiatry 42:1171–1177

Pritchett DB, Bach AW, Wozny M, Taleb O, Dal Toso R, Shih J, Seeburg PH (1988) Structure and functional expression of cloned rat serotonin 5-HT-2 receptor. EMBO J 7:4135–4140

Steiger A, Herth T, Holsboer F (1987a) Sleep-electroencephalography and the secretion of cortisol and growth hormone in normal controls. Acta Endocrinologica (Copenh) 116:36–42

Steiger A, Holsboer F, Benkert O (1987b) Effects of brofaromine (CGP 11 305 A), a short-acting, reversible, and selective inhibitor of MAO-A on sleep, nocturnal penile tumescence and nocturnal hormonal secretion in three healthy volunteers. Psychopharmacology 92:110–114

Steiger A, Holsboer F, Benkert O (1988a) Long-term studies on the effect of tricyclic antidepressants and selective MAO-A-inhibitors on sleep, nocturnal penile tumescence and hormonal secretion in normal controls. In: Koella WP, Obál F, Schulz H, Visser P (eds) Sleep 86. G. Fischer, Stuttgart, pp 335–337

Steiger A, Bardeleben U von, Herth T, Holsboer F (1988b) Schlaf-EEG und nächtliche Sekretion von Kortisol und Wachstumshormon bei Patienten mit endogener Depression und gesunden Probanden. In: Beckmann H, Laux G (Hrsg) Biologische Psychiatrie, Springer, Berlin Heidelberg New York Tokyo, S 262–264

Steiger A, Benkert O, Steinseifer D, Wöhrmann S, Holsboer F (1989) Effects of trimipramine on sleep-EEG, penile tumescence (NPT) and nocturnal hormonal secretion. Neuropsychobiology 21:71–75

Vogel GW, Thasmond A, Gibbons R, Sloan K, Boyd M, Walkerm (1975) REM sleep reduction effects on depressive syndromes. Arch Gen Psychiatry 32:765–777

Weitzmann ED (1976) Circadian rhythms and episodic hormone secretion in man. Ann Rev Med 27:225–243

Workshop „Nebenwirkungsprofil von Fluoxetin" mit A. Steiger

M. Osterheider

Frage: Wie ist es neurobiologisch zu erklären, daß eine relativ spezifisch wirksame Substanz wie Fluoxetin scheinbar doch gegensätzliche Phänomene oder Verhaltensweisen – ich denke da vor allem an teilweise beschriebene Sedierung, andererseits aber auch stimulierende Effekte und Schlafstörungen – auslösen kann? Und, gibt es Erfahrungen darüber, inwieweit durch Fluoxetin Symptomprovokationen – z. B. bei schizophrenen Psychosen – hervorgerufen werden können?

STEIGER: Das ist neurobiologisch sicher schwierig zu erklären. Symptomprovokationen sind ja, dies zeigten Untersuchungen noch von Herrn Prof. Heinrich aus der Mainzer Zeit, z. B. unter MAO-Hemmern bekannt geworden. MAO-Hemmer haben ein gemischtes Wirkprofil, wirken insgesamt auf die monoaminergen Systeme und sind generell antriebssteigernd. Ob das über den gleichen Mechanismus bei den Serotonin-Wiederaufnahmehemmern läuft, ist unklar. Wir selbst haben solche Effekte bei Fluoxetin im Rahmen unserer Pilot-Studie nicht gesehen, haben aber selbst Erfahrungen, die vergleichbar sind, gerade bei einem selektiven MAO-A-Hemmer, dem Brofaromin. Wir hatten die interessante Beobachtung gemacht, daß einige Patienten, die nicht an Schizophrenie erkrankt waren, sondern die milde Symptome überwertiger Ideen der Hoffnungslosigkeit oder der Schuld aufwiesen, wie sie eigentlich für Depressionen ganz charakteristisch sind, unter der Substanz innerhalb weniger Tage richtig fulminant wahnhaft depressive Bilder entwickelten. Zur neurobiologischen Grundlage kann man hier sowohl eine vermehrte noradrenerge als auch serotoninerge Transmission postulieren, und eine Hypothese könnte jetzt sein, daß für die Antriebssteigerung sowohl noradrenerge Stimulierung als auch die Beeinflussung des serotoninergen Systems eine Rolle spielt. Über die Auslösung schizophrener Episoden, wie sie ja vereinzelt von unseren amerikanischen Kollegen berichtet wurden, ist mir nichts bekannt.

Frage: Gibt es Untersuchungen zur Interaktion des Hypophysen-Hypothalamus-Schilddrüsen-Systems mit serotoninergen Substanzen?

STEIGER: Ich bin dankbar für diesen interessanten Hinweis. Es verdeutlicht, daß wir mit einem Medikament, und sei es noch so selektiv, im Gehirn etwas anstoßen, auf sehr viele andere Systeme einwirken. Wir wissen natürlich auch, daß die Hypophysen-Hypothalamus-Schilddrüsen-Achse eine sehr große Relevanz für die Psychiatrie hat und auch Ihre Frage verdeutlicht, daß man diese

Interaktionen sicherlich zukünftig weiter verfolgen muß. Bezüglich des Fluoxetins z. B. sind mir bisher keine konkreten biologischen Befunde oder auch tierexperimentelle Daten zu diesen Wechselwirkungen bekannt.

Frage: Sie hatten in Ihrem Vortrag erwähnt, daß z. B. unter Fluoxetin endokrinologische Parameter erhoben wurden. Könnten Sie hierauf noch einmal eingehen und auch erläutern, ob Sie Unterschiede zwischen behandelten und unbehandelten depressiv Erkrankten und auch Gesunden gefunden haben?

STEIGER: Eine Reihe von Arbeitsgruppen und auch wir selbst haben Untersuchungen durchgeführt, in die unbehandelte Patienten mit Depression nach einem längeren Absetzen von Antidepressiva aufgenommen wurden. Wir haben im Rahmen eines DFG-Projektes eine longitudinale Studie mit der Kombination von Schlaf-EEG und nächtlicher hormoneller Sekretion bei unbehandelten Patienten durchgeführt; d. h. eine Gruppe wurde vor der antidepressiven Behandlung medikamentenfrei untersucht, dann mit Antidepressiva behandelt und schließlich nach stabiler Remission und wiederum längere Zeit nach Absetzen der Medikamente in remittierendem Zustand noch einmal untersucht. Hier haben wir vor allem ein erhöhtes Kortisol vor Behandlung gefunden und eine Normalisierung aller Kortisol-Parameter nach Remission. Es ist überraschend für uns gewesen, daß wir dann in den Untersuchungen, die wir an gesunden Probanden durchgeführt haben, erhöhtes Kortisol unter mehreren Antidepressiva gefunden haben – u. a. unter Amitriptylin, Clomipramin, Moclobemid und in nicht so ausgeprägtem Maße auch unter Fluoxetin –. Ich hatte ja auch erwähnt, daß es passende tierexperimentelle Daten gibt, die sogar ein erhöhtes CRH und ein erhöhtes Kortisol im Tierversuch zeigen und zu den Hypothesen, die Herr Prof. Holsboer und wir erarbeitet haben, gehört ja gerade, daß eine Hyperaktivität von CRH im ZNS in der Pathophysiologie effektiver Erkrankungen eine zentrale Rolle spielt. Es ist sicher eine paradoxe Situation.

Man könnte, was die Probanden angeht, auch postulieren, daß es ja nun in der Stoffwechselsituation zwischen Gesunden und Patienten deutliche Unterschiede gibt, ich würde aber nicht so weit gehen, daß die Kortisolerhöhung eine Folge des unangenehmen Befindens ist, welches sich unter Antidepressiva bei Probanden z. T. einstellt. Wir haben unter Trimipramin – einem offenbar recht gut wirksamen Antidepressivum, das aber aufgrund aller bisherigen pharmakologischen Profile eine Substanz ohne Eigenschaften ist, das weder den REM-Schlaf supprimiert, noch eine Beta-Down-Regulation bewirkt, noch die bekannten Transmittersysteme in irgendeiner Weise beeinflußt – bei den Probanden, die sich nicht anders als unter anderen Antidepressiva gefühlt haben, eine Verringerung des Kortisols gefunden, so daß wir eine Differenzierung finden zwischen einer größeren Gruppe von Substanzen, die mit einer Kortisol-Erhöhung einhergehen und einer kleinen, die mit eine Kortisol-Erniedrigung bewirkt. Wir postulieren hier einen gezielten Wirkungsmechanismus von Trimipramin als Kortisol-Senker. Auch unter Imipramin haben wir – bei Patienten – ein gewisses Absinken der Kortisol-Konzentrationen gefunden, aber dieser Effekt war eher marginal. Der gesamte Themenkomplex ist schwierig zu beantworten. Einschränkend sei gesagt, daß es sich bei den Probandenstudien um Akutuntersuchungen handelt. Es könnte sein, daß vielleicht gerade bei längerer Gabe über Feedback-Mechanismen sich andere Effekte einstellen.

Frage: Wir haben gehört, daß Fluoxetin keinen signifikanten Einfluß auf die normalen Schlafzyklen aufweisen soll, abgesehen von einer gewissen REM-Latenzverlängerung. Vom klinischen Gesichtspunkt her wäre es wichtig, zu wissen, was mit eindeutig depressiv schlafgestörten Patienten, d. h. bei denen vor Beginn der Behandlung ein verändertes Zyklenprofil besteht, passiert. Wir haben ja gehört, daß die Schlafstörung oft wesentlich länger bestehen bleibt als die depressive Symptomatik oder zumindest nicht direkt mit dem gesamten Hamilton-Score korreliert. Kann man also von einer Fluoxetin-Wirkung auf das gestörte Schlaf-EEG eines Depressiven sprechen oder besteht da kein Einfluß?

STEIGER: Herr Rush hat gestern berichtet, daß er unter 20 mg Fluoxetin nur sehr leichte Effekte gefunden hat, etwa eine leicht verlängerte REM-Latenz. Das ist ja der sensibelste Marker im Schlaf-EEG und derjenige, der sich auch bei niedriger Dosierung oder schon zu Beginn einer Behandlung verändert. Wir hatten in Mainz nicht so systematisch bei allen Patienten, die in der damaligen Pilot-Studie eingeschlossen waren, Schlaf-EEGs abgeleitet, aber doch bei einigen Patienten unter 80 mg nach einer 3wöchigen Behandlung im Vergleich zum Zeitpunkt vor der Behandlung. Wir haben unter dieser hohen Dosierung doch sehr deutliche Schlaf-EEG-Veränderungen, vor allem hinsichtlich der REM-Suppression gefunden, und das war auch der Befund, über den ich bei den gesunden Probanden – auch unter einer hohen Dosis – ja heute bereits berichtet habe. Darunter waren allein 2 von 10 Probanden, bei denen ein völliger Verlust des REM-Schlafes nach Akutgabe auftrat. Insgesamt dürfte es sich also um ein dosisabhängiges Phänomen handeln und der Eindruck, den auch Herr Rush gestern in der Diskussion vermittelt hat, ist, daß offenbar im niedrigeren Dosisbereich die Schlafstruktur nicht besonders beeinflußt wird und daß bei längerer Behandlung dann auch die Hyposomnie hinterher nicht beklagt wird. Hier gibt es nun auch interessante und noch nicht ganz erklärbare Diskrepanzen zwischen Schlaf-EEG-Befunden und dem subjektiven Erleben der Patienten. In der bereits angesprochenen Longitudinalstudie haben wir ohne Medikation sowohl vor Behandlung als auch bei den remittierten Patienten hochpathologische Schlaf-EEGs gefunden. Es gab keine Unterschiede zwischen akuter Depression und Remission, obwohl die Patienten sicher remittiert waren und subjektiv nicht mehr über eine Schlafstörung geklagt haben. Wir haben aber auch bei den remittierten Patienten verkürzte REM-Latenzen und einen Mangel an Tiefschlaf gefunden, sogar eine weitere Reduktion des Tiefschlafstadiums 4. Das ist schwierig zu erklären. Aber wir haben gesehen, daß die Antidepressiva nun sehr deutlich die Schlafstruktur verändern. Bei den Trizyklika, die wir untersucht haben, tritt z.T. eine Zunahme von Tiefschlaf und eine REM-Suppression auf. Es wird aber keineswegs eine Normalisierung der Schlafstruktur eingeleitet, die über das Absetzen der Medikamente hinaus anhält.

Frage: Wir haben nun in der Diskussion über die Nebenwirkungen unter Fluoxetin auch gehört, daß über Kopfschmerzen unter Behandlung berichtet wurde, wobei auch nicht deutlich wurde, wie diese Beschwerden ursächlich einzuordnen sind. Es sieht aber doch so aus, als hätte die Substanz eindeutige, wenn auch schwach ausgeperägte antimigränöse Eigenschaften. Können Sie dazu etwas sagen?

STEIGER: Was die berichteten Kopfschmerzsymptome angeht, da habe ich auch keine definitive Erklärung. Ich kann lediglich darauf hinweisen, daß der neu entdeckte 5-HT_3-Rezeptor jetzt als Angriffspunkt für eine Migränetherapie diskutiert wird.

OSTERHEIDER: Bei den in den Studien genannten Nebenwirkungen ist zu beachten, daß diese Nennungen fast ausnahmslos aus Studien stammen, die nach dem amerikanischen Event-System durchgeführt wurden. Es ist daher unumgänglich, immer im Einzelfall auch detailliert nachzuschauen, zu unterscheiden, welches nun wirklich substanzspezifische Nebenwirkungen und welches krankheitsspezifische Symptome sind. Es gibt ja viele Patienten mit einem depressiven Syndrom, die über körperliche Beschwerden klagen, so daß diese teilweise ganz im Vordergrund stehen können und im Rahmen dessen natürlich auch Kopfschmerzsymptome ihren Stellenwert als Symptom einer depressiven Erkrankung haben können. Ob das, was jetzt hier in den Studien als Kopfschmerz genannt wird, alles substanzspezifisch ist, muß man vor dem Hintergrund der Kenntnis dieses Event-Systems schon in Frage stellen. Ähnlich verhält es sich auch mit Schlafstörungen und mit Agitiertheit.

Frage: Beim Parkinson-Syndrom haben wir ja sehr häufig begleitende Depressionen. Im Rahmen dieser Depressionen beobachten wir wiederum nicht selten Schlafstörungen und sehen auch Schlafstörungen im Rahmen des Parkinson-Syndroms selbst. Wir haben des weiteren nicht selten psychotische Episoden mit Halluzinationen oder Pseudohalluzinationen, und wir sind häufig darauf angewiesen, die Patienten auch mit Antidepressiva zu behandeln. Das tun wir bisher mit den gebräuchlichen Antidepressiva mehr oder weniger erfolgreich. Gibt es Erfahrungen mit Fluoxetin beim Parkinson-Syndrom, und sehen Sie das Fluoxetin als mögliches Mittel auch zur Behandlung von depressiven Zuständen beim Parkinson-Syndrom?

OSTERHEIDER: Meines Erachtens gibt es da noch keine kontrollierten Beobachtungen. Es gibt sicherlich keine Studien, die gezielt geprüft haben, wie es sich mit der Verträglichkeit und mit der therapeutischen Wirksamkeit von Fluoxetin bei Patienten mit Parkinson-Syndrom verhält. Ein zentrales Problem ist in diesem Zusammenhang, wie es mit einer möglichen Kombination von Fluoxetin auch mit neuen reversiblen MAO-Hemmern aussieht. Die herkömmlichen MAO-Hemmer sollten nicht zusammen mit dem Fluoxetin verordnet werden und – auch das ist eine Empfehlung des Herstellers – eine bestimmte Karenzzeit muß zwischen dem Wechsel von Fluoxetin auf MAO-Hemmer oder umgekehrt eingehalten werden. Die Kombinierbarkeit von Fluoxetin mit anderen Psychopharmaka bedarf sicherlich noch weiterer Klärung. Zum jetzigen Zeitpunkt muß man sicherlich von einer Kombination mit neuen reversiblen MAO-Hemmern abraten. Es gibt allerdings Erfahrungen mit Fluoxetin bei älteren Patienten. Diesbezüglich ist in relativ großen amerikanischen Studien eine gute Verträglichkeit, gerade hinsichtlich Kardiotoxizität, beschrieben worden. Es gab auch keine Probleme mit der Elimination der Substanz bei Alterspatienten. In dieser Population ist aber, soweit ich weiß, nicht gesondert darauf geachtet worden, ob auch Patienten mit einem Parkinson-Syndrom eingeschlossen waren.

Frage: Gibt es über den Einsatz als Antidepressivum hinaus für das Fluoxetin auch andere Indikationsbereiche; wenn ja, liegen dafür kontrollierte Studien vor?

OSTERHEIDER: Es gibt Erfahrungen mit dem Fluoxetin, z. B. bei Zwangserkrankungen. Wir haben auch bereits darüber diskutiert, ob es Untersuchungen gibt, in denen bestimmte Subgruppen von depressiven Patienten detailliert untersucht wurden; z. B. vor dem Hintergrund der Frage, ob evtl. anankastisch ausgestaltete depressive Bilder besser auf die Behandlung mit Fluoxetin ansprechen als andere Formen der Depression. Bisher liegen solche detaillierten Untersuchungen und Beobachtungen meines Wissens nicht vor. Der Einsatz serotonerg wirksamer Substanzen hat sich aber gerade in den letzten Jahren in der Behandlung von Zwangserkrankungen durchgesetzt. In den Vereinigten Staaten gibt es jetzt auch wieder größere kontrollierte Studien mit Clomipramin und Fluoxetin. Das Clomipramin feiert ja in den USA z. Z. eine gewisse Renaissance in der Behandlung von Zwangssyndromen. Amerikanische und auch englische Prüfungen beschreiben gute Wirkeffekte von Fluoxetin bei Angst- und Zwangsstörungen. In der Bundesrepublik läuft z. Z. eine Multicenter-Studie zur Effektivität von Fluoxetin in der Behandlung der Zwangserkrankungen. Wir in Würzburg sind daran auch beteiligt, und ich kann daher einige wenige erste Erfahrungen beitragen. Die Erfahrungen bei schwer zwangskranken Patienten, die mit relativ hohen Dosen von Fluoxetin behandelt wurden – bis zu 60 mg – sind eigentlich sehr ermutigend. Es scheint auch eine gewisse Dosis-Wirkungs-Relation zu bestehen, da die Besserung hinsichtlich der Intensität und Frequenz von Zwangshandlungen ausschließlich unter der 60-mg-Dosierung beobachtet wurde. Erwähnenswert ist auch, daß die geklagten Nebenwirkungen relativ gering waren und sich z. Z. diesbezüglich keine Unterschiede zwischen den verschiedenen Dosis-Gruppen – 20, 40 und 60 mg – abzeichnen. Man wird die Ergebnisse der Gesamtstudie abwarten müssen, um detailliertere Aussagen zu treffen. Weitere Indikationsbereiche, die besonderer Betrachtung bedürfen, sind – wie schon erwähnt – die Angsterkrankungen. Es gibt erste Pilot-Projekte bei der Panikerkrankung und jetzt auch erste laufende Untersuchungen bei generalisierten Angststörungen. Des weiteren wurde über den Einsatz von Fluoxetin im Rahmen von Eßstörungen, z. B. der Bulimie, berichtet.

Frage: In den USA wurden ja bisher ca. 2 Mio. Patienten mit Fluoxetin behandelt. Nach welchem Diagnosesystem wurden die Patienten ausgewählt?

Unter welchen diagnostischen Begriffen gingen Patienten in die Studie ein? Nach unserer alten Nomenklatur ist anzunehmen, daß sehr viele reaktive Depressionen, depressive Reaktionen, neurotische Depressionen etc. hier miteingeschlossen wurden. Kann man da Untersuchungen treffen?

OSTERHEIDER: Man kann sicherlich mit Recht sagen, und das haben Sie mit Ihrer Frage ja wohl auch schon impliziert, daß nach unseren herkömmlichen deutschen Diagnosevorstellungen Patienten in diese Studie mit aufgenommen wurden, deren Diagnosen, lassen Sie es mich etwas salopp formulieren, „quer durch den depressiven Garten" reichen. Das muß sicherlich auch kritisch angemerkt werden. Man kann aber nun nicht generell sagen, daß dies bei allen amerikanischen Studien der Fall ist. Die Eingangskriterien waren doch durchaus unterschiedlich, und gerade die neueren Untersuchungen zeigen schon wesentlich verbesserte Qualitätsstandards, was die Eingangsdiagnose angeht. Einige Untersuchergruppen sind z. B. so weit gegangen, daß sie das Eingangskriterium für die „major depressive disorder" von 2 auf 4 Wochen erhöht haben, was letztendlich doch – denke ich – eine gewisse Gütehebung ausmacht. Bei den vorhergehenden Studien, wo nach den DSM-III-Kriterien der 2-Wochenzeitraum zur Studienaufnahme ausreichte, wird es sicherlich so gewesen sein, daß eine ganze Menge reaktiver Depressionen oder auch sog. neurotische Depressionen in diese Untersuchungsklientel mit eingegangen sind. Weiter ist zu bemerken, daß vornehmlich Patienten mit unipolaren Verläufen untersucht wurden und so auch die in der Diskussion schon aufgetauchten Fragen nach der Auslösung von hypomanen oder manischen Stimmungsauslenkungen natürlich aufgrund dieser Vorselektionierung nur unzureichend beantwortet werden können. Unser deutsches Konzept der endogenen Depression bzw. der Zyklothymie hat definitorisch so klar in die amerikanischen Studien natürlich nicht Eingang gefunden.

Frage: Gibt es neurobiologisch begründete Hypothesen zur klinischen Wirksamkeit von Serotonin-Wiederaufnahmehemmern bei Zwangs- und Angst-Erkrankungen?

STEIGER: Dafür gibt es mittlerweile eine Reihe von Befunden. Es ist z. B. beim Zwangssyndrom postuliert worden, daß dies eine Erkrankung sei, bei der speziell ein Transmittersystem – nämlich Serotonin – alleine involviert ist. Das mag sicherlich etwas pointiert sein. Dieser Gesichtspunkt geht aber von den jetzt schon recht klassischen Untersuchungen, vor allem von van Paag, Yaryura-Tobias und anderen vorwiegend israelischen Gruppen aus. Auch Untersuchungen mit bildgebenden Verfahren haben gezeigt, daß die Interaktion Kortex – limbisches System – Kaudatum beim Zwangssyndrom gestört ist, so daß man bei einer Erkrankung, bei der ursprünglich ein ganz klassisches psychoanalytisches Konzept bestanden hatte, jetzt ein ziemlich gut fundiertes neurobiologisches Konzept gefunden hat. Auch lassen sich durch Serotonin-Agonisten Symptomverschlechterungen provozieren. Beim Angstsyndrom hatte ich ja bereits darauf hingewiesen, daß selektive Beeinflussung von Rezeptoren entweder Anxiolyse oder einen anxiogenen Effekt hervorrufen können.

Workshop „Nebenwirkungsprofil von Fluoxetin" mit E. Rüther

M. PHILIPP

Neurotransmitterspezifität und Begleitwirkungsprofil

Die Neurotransmitterspezifität eines Antidepressivums scheint eine wesentlich engere Beziehung zum Begleitwirkungsprofil als zum Wirkungsprofil zu haben. Damit ist allerdings nicht grundsätzlich gesagt, daß neuronal hochspezifische Antidepressiva eine bessere Globalverträglichkeit gegenüber sog. „schmutzigen" Antidepressiva (mit Wirkung auf verschiedene Neuronensysteme) besitzen. Lediglich das Nebenwirkungsprofil läßt sich recht eindeutig den selektiv bzw. kombiniert einbezogenen Neurotransmittersystemen zuordnen.

Früher hat man eher noch als heute der Auffassung zugeneigt, daß „schmutzige" Antidepressiva mit Wirkungen auf serotonerge, cholinerge und histaminerge Neuronen auch eine bessere bzw. zuverlässigere klinische Wirkung zeigen, als spezifisch auf ein einziges Neuronensystem bezogene Antidepressiva. Diese Position muß heute zumindest insoweit relativiert werden, als die neuentwickelten hochspezifischen Serotonin-Re-uptake-Hemmer mit Fluoxetin sicherlich hinreichend ihre Gleichwirksamkeit gegenüber den trizyklischen Standard-Referenzsubstanzen „schmutzigen" Wirkprofils wie etwa Imipramin oder Amitriptylin bewiesen haben. Heute ist es klar, daß auch die hochselektive Wirkung auf nur ein Neuronensystem durch die enge Vernetzung aller Neuronensysteme mit indirekten Auswirkungen auf andere Neuronensysteme einhergeht, was zumindest die Vergleichbarkeit der Wirkungseffizienz erklären kann.

Im Unterschied hierzu wird das Begleitwirkungsprofil aber entscheidend durch die unmittelbare Wirkung auf ein bzw. mehrere Neuronensysteme geprägt. Hochspezifische Antidepressiva haben zumindest den Vorteil gegenüber „schmutzigen" Antidepressiva, daß sich ihr Begleitwirkungsprofil besser auf ein einziges Neuronensystem beziehen und damit eine Risikoabschätzung leichter durchführen läßt.

Langzeittherapie und neuroadaptive Mechanismen

Daß es unter Langzeittherapie mit Psychopharmaka zu neuroadaptiven Mechanismen kommt, die sich dann in der Absetzsituation in Rebound-Phänomenen niederschlagen, ist aus der Klinik der Benzodiazepin- und Neuroleptikatherapie hinreichend gesichert. Wie sieht dies aber unter der Langzeitherpie mit Antidepressiva aus? Gibt es z. B. Rebound-Depressionen nach Absetzen langfristig eingenommener Antidepressiva (wie dies etwa aus Absetzstudien bei Lithium-Patienten bekannt ist)? Die Existenz derartiger Rebound-Depressionen scheint aus der klinischen Beobachtung nicht gesichert werden zu können; systematische Studien hierzu fehlen noch. Möglicherweise spiegelt aber die offenkundige Zunahme chronifizierter Depressionsverläufe unter – oder trotz? – Langzeittherapie mit Antidepressiva derartige neuroadaptive Mechanismen wider; daß die Antidepressiva im Einzelfall einmal chronifizierend wirken können, zeigt sich immer dann, wenn ein abrupter Absetzversuch zu einer überraschenden Remission führt. Wie sich auf diesem Hintergrund die Langzeittherapie mit Fluoxetin ausmacht, wird sicherlich in entsprechenden Phase-4-Studien noch zu untersuchen sein; empirische Daten liegen hierzu für Fluoxetin noch nicht vor.

REM-Schlaf-Suppression und antidepressive Wirkung

Die durch die allermeisten Antidepressiva hervorgerufene Reduktion von REM-Schlaf mag bei oberflächlicher Betrachtung als unerwünschte Begleitwirkung angesehen werden. Bedenkt man aber die älteren Beobachtungen einer Wirkung des selektiven REM-Schlaf-Entzuges, so könnte man auch zur umgekehrten Auffassung gelangen, daß die REM-Schlaf-Reduktion eine notwendige Voraussetzung für die antidepressive Wirksamkeit eines Antidepressivums sei. Daß auch dies nicht richtig sein kann, wird durch Substanzen wie Trimipramin und Moclobemide belegt, die beide – zumindest in klinischer Dosierung – keinen Einfluß auf den REM-Schlaf haben und dennoch eine gute antidepressive Wirkung entfalten.

Begleitwirkungsprofil von Fluoxetin

Fluoxetin hat durch das Fehlen antiadrenerger, anticholinerger und antihistaminerger Wirkungen den großen Vorzug, frei zu sein von jenen die Compliance in der ambulanten Therapie beeinträchtigenden Begleitwirkungen, die gerade die trizyklischen „schmutzigen" Antidepressiva auszeichnen. Dem Fehlen von Sedierung, Mundtrockenheit, verstopfter Nase, Akkomodationsstörungen, orthostatischer Dysregulation, Miktionsstörungen und Gewichtssteigerung stehen aber andere Begleitwirkungen gegenüber, die auf die zentralen und/ oder peripheren Wirkungen im Bereich der serotonergen Neurotransmission zurückgeführt werden können. Hier sind vor allem innere Unruhe, Schlafstörungen und Übelkeit zu nennen. Neben dem unbestreitbaren Vorteil, daß dies lediglich subjektiv belästigende, nicht aber objektiv gefährliche Begleitwirkungen sind (wie etwa die kardiovaskulären Begleitwirkungen antiadrenerg wirksamer Trizyklika), stellt sich aber hier die Frage, ob diese Verschiebung im Begleitwirkungsprofil als solche schon einen Vorteil darstellt oder ob die globale subjektive Belästigung nicht letztlich vergleichbar ist. Auch hier werden vergleichende Phase-4-Studien weitere Aufschlüsse geben müssen, insbesondere dadurch, daß dort auch multimorbide Patienten mit Depressionen miteinbezogen werden, die ja in den Phase-2- und Phase-3-Studien ausgeschlossen werden müssen.

In jedem Fall wird sich die Aufklärungsstrategie des behandelnden Arztes beim Einsatz von Fluoxetin ändern: er wird den Patienten nun auf die Möglichkeit einer initialen Übelkeit und inneren Unruhe aufmerksam machen müssen, nicht ohne dabei anzumerken, daß dies in aller Regel nach 1–2 Wochen wieder abklingen wird; und er wird bei dem stark schlafgestörten Depressiven entweder ein Benzodiazepin-Hypnotikum initial hinzukombinieren oder aber sich doch für ein sedierendes Antidepressivum entscheiden müssen.

Kumulation von Fluoxetin

Was letztlich aber gerade beim Fluoxetin die Compliance des Patienten fördern wird, ist der Umstand, daß diese Substanz aufgrund seiner fast 3tägigen Halbwertszeit nur einmal am Tag eingenommen werden braucht und auch in der Dosierung keine einschleichende Dosissteigerung benötigt; letztere wird pharmakokinetisch über die Kumulation bis zum Erreichen eines Steady state nach etwa 10 Tagen erreicht. Die ungewöhnlich lange Halbwertszeit wird bei Vorliegen einer Niereninsuffizienz oder einer Leberzirrhose allerdings wiederum zu einer ungewöhnlichen Form der Dosissenkung führen, die darin besteht, die ausschließlich mit 20 mg dosierte Tablette nur jeden zweiten Tag einnehmen zu lassen.

Interaktion mit anderen Psychopharmaka

Die lange Halbwertszeit von Fluoxetin zwingt bei einer Umstellung therapieresistenter Patienten auf MAO-Hemmer dazu, eine noch längere Karenzzeit einzuhalten, als dies bei anderen Antidepressiva – insbesondere mit Serotonin-Re-uptake-Hemmung – notwendig ist. Diese Karenzzeit sollte beim Wechsel von Fluoxetin auf einen MAO-Hemmer mindestens 5 Wochen betragen; eine gleichzeitige Verabreichung von Fluoxetin und MAO-Hemmern muß wegen der Gefahr vital bedrohlicher, zentraler serotonerger Krisen *unbedingt* vermieden werden.

Eine Kombination mit Lithium scheint dagegen unproblematisch zu sein, wenn man einmal davon absieht, daß der Lithiumspiegel bei einzelnen Patienten unter gleichzeitiger Behandlung mit Fluoxetin stärker schwanken kann. Andere klinisch relevante Interaktionen pharmakodynamischer oder pharmakokinetischer Art sind bislang nicht bekannt.

*Behandlungsergebnisse mit Fluoxetin im Vergleich
zu Amitriptylin bei ambulanten und stationären
Patienten im Rahmen von Doppelblindstudien
(Einzelitem- und Schichtungsanalysen)*

G. LAAKMANN, A. BREULL und B. KRISZIO

Einleitung

Fluoxetin, ein neuentwickeltes Antidepressivum mit primär 5-HT-Re-uptake-hemmender Wirkung, zeigte in kontrollierten Studien bei der Behandlung depressiver Patienten eine den trizyklischen Referenzpräparaten vergleichbare therapeutische Wirksamkeit. Bei diesen Untersuchungen handelt es sich jedoch überwiegend um Studien mit ambulanten Patienten.

Wir haben Wirksamkeit und Verträglichkeit von Fluoxetin bei ambulanten (Laakmann et al. 1988) und bei stationären Patienten (Laakmann et al. 1991a) nach identischem, 5wöchigen randomisierten Doppelblind-Design untersucht. Vergleichspräparat in beiden Untersuchungen war Amitriptylin.

In die Ambulanzstudie wurden 130 Patienten aufgenommen, in die stationäre Studie 201 Patienten. Alle Patienten hatten ein pharmakotherapeutisch behandlungsbedürftiges depressives Syndrom.

In den Auswertungen konnten die Daten von 105 ambulanten (51 Fluoxetin/54 Amitriptylin) und 174 stationären (88 Fluoxetin/86 Amitriptylin) Patienten berücksichtigt werden.

Ein Ergebnis der getrennten Analysen beider Studien ist, daß Fluoxetin (40 mg/Tag) sowohl bei stationären als auch bei ambulanten Patienten jeweils eine dem Amitriptylin (100 mg/Tag) vergleichbare therapeutische Wirksamkeit zeigte (zur Auswertung und Methodik vgl. Laakmann et al. 1991b). In der Hamilton-Depressions-Skala (HAMD) betrug die Punktereduktion pro Studie und pro Substanz 15–16 Punkte bei Ausgangswerten von 22–24 bei Behandlungsbeginn. In der Ambulanzstudie jedoch war der Anteil der Patienten, die bei Behandlungsende im Clinical Global Impressions (CGI, Item 1) als „nicht krank" oder höchstens „grenzwertig krank" eingestuft wurden, mit je 60% pro Substanz doppelt so groß wie in der stationären Studie mit je 30%.

In der Selbstbeurteilungs-Depressions-Skala (SDS) betrug die Punktereduktion bei Behandlungsende unter beiden Substanzen bei den ambulanten Patienten je 21 Punkte, bei den stationären Patienten je 12 Punkte bei mittleren Ausgangswerten von 59 (ambulant) bzw. 53 (stationär). Ähnliche Unterschiede zwischen ambulanten und stationären Patienten wurden auch in den mittleren Selbsteinschätzungen anhand der Eigenschaftswörterliste (EWL)-Subskalen gefunden.

Diese Ergebnisse wurden im Sinne eines günstigeren pharmakotherapeutischen Ansprechens von ambulanten Patienten interpretiert (Laakmann et al.

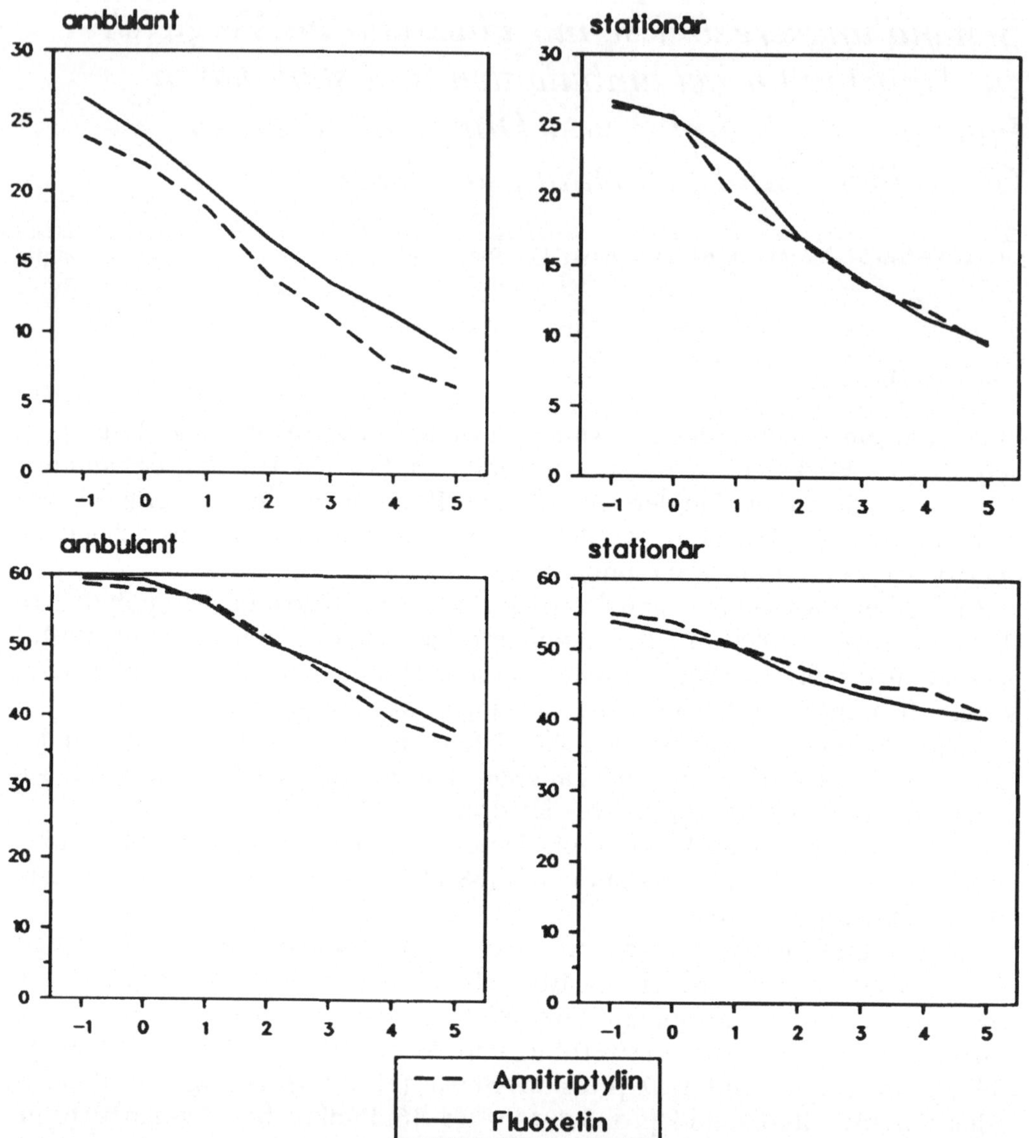

Abb. 1. HAMD *(oben)* und SDS *(unten)* bei ambulanten und stationären Patienten. Dargestellt sind die mittleren Rohwertverläufe über den gesamten Untersuchungszeitraum

1991b). Die mittleren Verläufe der Gesamtscores in den Skalen HAMD (17-Items) und SDS sind in Abbildung 1 dargestellt.

Zur Verträglichkeit sei an dieser Stelle erwähnt, daß Fluoxetin weniger Nebenwirkungen hervorrief als Amitriptylin. Einheitlich in beiden Studien wurden unter Fluoxetin vermehrt Übelkeit/Erbrechen und Diarrhoe genannt, unter Amitriptylin Mundtrockenheit, Schwindel, Schwitzen, Benommenheit und Obstipation.

Ergänzend zur Gesamtauswertung wurde im Rahmen weiterer Analysen geprüft, ob das therapeutische Ansprechen unter Fluoxetin oder Amitriptylin sich anhand von Einzelitems der Gesamtskalen oder anhand von Subgruppen beschreiben bzw. unterscheiden läßt. Die Ergebnisse dieser Analysen werden hier dargestellt.

Ambulante und stationäre Patienten: Wirkungsverlauf von Fluoxetin und Amitriptylin (HAMD-Einzelitems)

Weder bei ambulanten noch bei stationären Patienten ließen sich aufgrund der HAMD-Gesamtscores signifikante Unterschiede im Ansprechen auf Fluoxetin bzw. Amitriptylin feststellen (Laakmann et al. 1991b).

Bei Analyse der HAMD-Einzelitems zeigen beide Präparate in beiden Studien gleiche Wirksamkeit bei den Items „Depressive Stimmung", „Beeinträchtigung bei Arbeit und sonstigen Tätigkeiten" und „Tagesschwankungen" (vgl. Abb. 2 und Tabelle 1).

Fluoxetin ist Amitriptylin nominell überlegen bei der Reduktion der Items „Depressive Hemmung", „Somatische Angst" und „Zwangssymptome".

Amitriptylin ist Fluoxetin nominell überlegen bei der Reduktion von Schlafstörungen, „Erregung", „Gastrointestinalen Symptomen" und „Depersonalisation".

Unter nomineller Überlegenheit wird hier verstanden, daß sich die Mittelwerte bei Behandlungsende um wenigstens 10% unterscheiden. Die Unterschiede zwischen den Mittelwerten sind im t-Test nicht signifikant.

Tabelle 1. Übersicht zu übereinstimmenden Wirkungsverläufen bei ambulanten und stationären Patienten in HAMD-Einzelitems. Das Zeichen > bedeutet: „Nomineller Wirksamkeitsvorteil bei Behandlungsende" für die Substanz, die auf der „offenen' Seite des Zeichens steht; = bedeutet „Wirkungsgleichheit" bei Behandlungsende. Mit „nominellem" Wirksamkeitsvorteil ist gemeint, daß sich die Mittelwerte bei Behandlungsende um wenigstens 10% unterscheiden

Übereinstimmung in den Wirkungsverläufen von Fluoxetin und Amitriptylin bei ambulanten und stationären Patienten	
Fluoxetin > Amitriptylin	Depressive Hemmung Angst (somatisch) Zwangssymptome
Fluoxetin = Amitriptylin	Depressive Stimmung Beeinträchtigung bei Arbeit und sonst. Tätigkeiten Tagesschwankungen
Fluoxetin < Amitriptylin	Einschlafstörung Schlafstörung am Morgen Erregung Gastrointestinale Symptome Depersonalisation

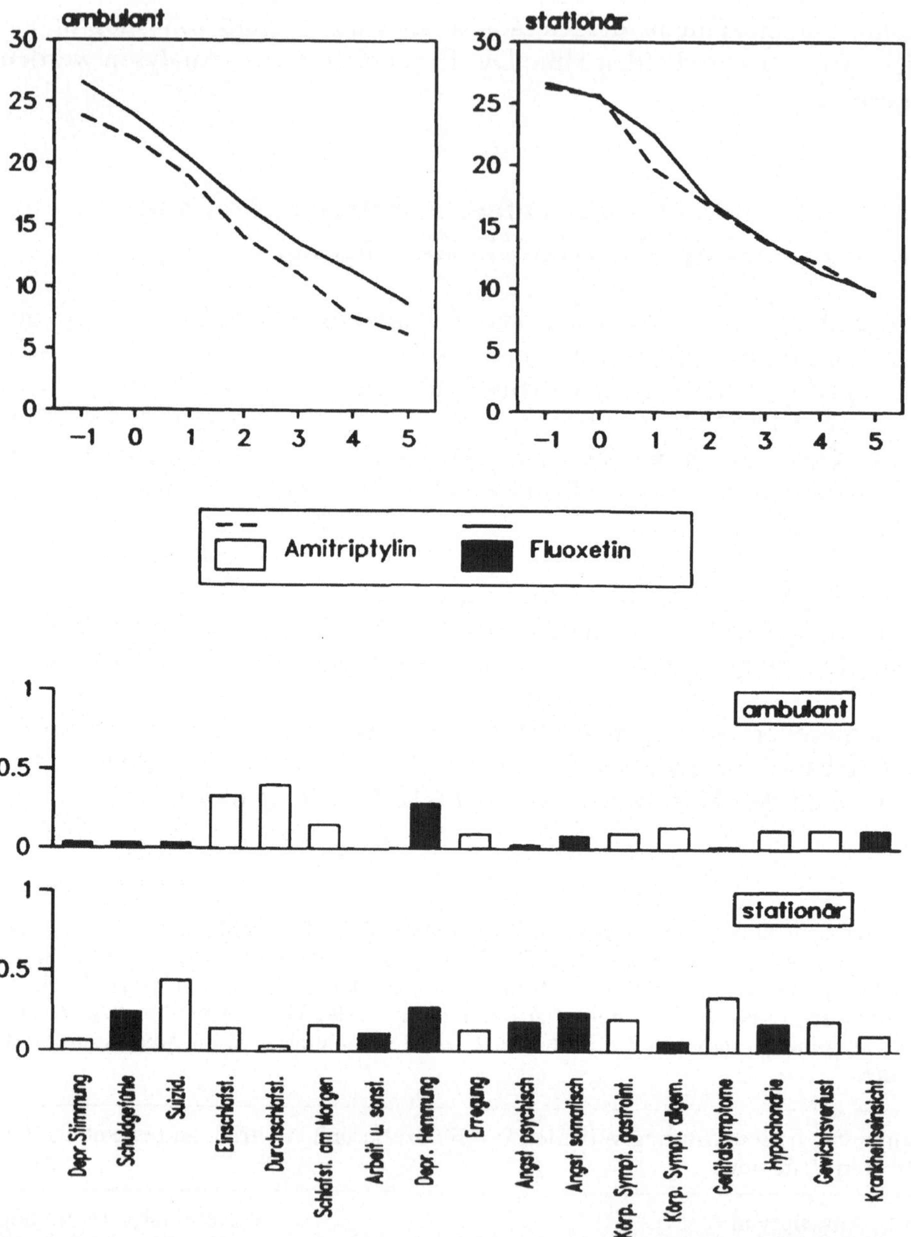

Abb. 2. HAMD-Mittelwerte bei ambulanten *(oben links)* und stationären *(oben rechts)* Patienten mit Fluoxetin und Amitriptylin. Darunter sind die Differenzen zwischen den Substanzen in den Endprofilen der HAMD-Einzelitems dargestellt, zuerst für die ambulanten, dann für die stationären Patienten. Ist das Delta (Woche 0 minus Woche 5) der Itemmittelwerte unter Amitriptylin größer als unter Fluoxetin, so ist dies als *weiße Säule* dargestellt, bei größerer Reduktion zugunsten von Fluoxetin als *schwarze Säule*.

Schichtungsanalysen

Schichtung nach Subklassen des depressiven Syndroms

Die Zuordnung des jeweils vorliegendene Typs des depressiven Syndroms wurde vom behandelnden Arzt vorgenommen. Die Klassifikation erfolgte nach den Kategorien: „gehemmt depressiv", „vital gestört depressiv" und „ängstlich-agiert depressiv".

Wie aus Tabelle 2 ersichtlich, ist in der Ambulanzstudie der relative Anteil der Patienten mit „vital gestörter" bzw. „ängstlich-agitierter" depressiver Symptomatik größer als in der stationären Studie, dort wiederum überwiegt der Anteil „gehemmt depressiver" Patienten.

Einheitlich in allen drei Syndrom-Subklassen wurden die Patienten der Ambulanzstudie bei Behandlungsbeginn in der Hamilton-Depressionsskala (HAMD, 17-Itemversion) als etwas geringer depressiv eingeschätzt als die stationären Patienten. Die Anfangswerte rangieren in der Ambulanzstudie zwischen 21 und 25 Punkten, in der stationären Studie zwischen 23 und 28 Punkten.

Tabelle 2. Übersicht über absolute und relative Häufigkeiten der Syndrom-Subklassen in beiden Studien

Syndrom-Klassifikation

	ambulant [n = 105]	stationär [n = 174]	Erwartungswert
gehemmt depressiv	29 (28%)	69 (40%)	35%
vital gestört depressiv	34 (32%)	20 (11%)	19%
ängstlich-agitiert depressiv	40 (38%)	49 (28%)	32%
Keine Angaben	2 (2%)	36 (21%)	

Patienten mit „gehemmt depressivem" Syndrom
Gesamtergebnisse (HAMD, SDS, EWL-M, EWL-N)

In der Ambulanzstudie zeigten Patienten mit „gehemmt depressiver" Symptomatik unter Amitriptylin bei Behandlungsende eine größere Reduktion im HAMD-Gesamtscore, in der SDS und in den EWL-Subskalen „Depressivität" (EWL-N) und „Ängstlichkeit" (EWL-M) als unter Fluoxetin (Tabelle 3). Dieses Ergebnis wurde bei den stationären Patienten in allen Skalen wiedergefunden, wenngleich die Unterschiede zwischen den Mittelwerten im Betrag z. T. nicht so stark ausgeprägt sind.

In den angegebenen 8 Vergleichen (2 Studien, 4 Hauptskalen) resultierte in allen 8 Fällen ein nomineller Vorteil zugunsten von Amitriptylin. Dieses könnte als Hinweis interpretiert werden, daß Amitriptylin bei Patienten mit „gehemmt depressiver" Symptomatik wirksamer ist als Fluoxetin.

Tabelle 3. Vergleich zwischen Amitriptylin und Fluoxetin bei ambulanten und stationären Patienten mit „gehemmt depressiver Symptomatik" (gerundete Mittelwerte). Die in beiden Studien und in allen Gesamt-Skalen nominell größeren Punktdifferenzen zur Baseline unter Amitriptylin können als Hinweis auf günstigere Amitriptylin-Wirksamkeit bei Patienten dieser Syndrom-Subklasse interpretiert werden

Patienten mit „gehemmt depressivem" Syndrom

Variable	Studie	Substanz	Delta 0–5
HAMD-17	AMB	Amitriptylin	17
		Fluoxetin	12
	STAT	Amitriptylin	18
		Fluoxetin	15
SDS	AMB	Amitriptylin	27
		Fluoxetin	19
	STAT	Amitriptylin	16
		Fluoxetin	11
EWL-Depr	AMB	Amitriptylin	11
		Fluoxetin	7
	STAT	Amitriptylin	8
		Fluoxetin	5
EWL-Ängstl	AMB	Amitriptylin	2,6
		Fluoxetin	2,1
	STAT	Amitriptylin	1,7
		Fluoxetin	0,9

HAMD-Endprofile

Von den 29 Patienten (13 Amitriptylin/16 Fluoxetin) der Ambulanzstudie mit „gehemmt depressiver" Symptomatik schieden 4 Patienten (2 Amitriptylin/2 Fluoxetin) im Laufe der Untersuchung aus. Das HAMD-Endprofil für die Ambulanzstudie basiert somit auf den Daten von 25 Patienten (11 Amitriptylin/14 Fluoxetin).

Bei Analyse der Endprofile der 17 HAMD-Einzelitems wurde bei den ambulanten Patienten mit „gehemmt depressiver" Symptomatik eine günstigere Wirksamkeit von Fluoxetin in den Items „Depressive Stimmung", „Suizidalität", „Depressive Hemmung" und „Allgemeine körperliche Symptomatik" festgestellt. In der Reduktion der „Schuldgefühle", aller drei Arten von Schlafstörung, der „Beeinträchtigung von Arbeit und sonstigen Tätigkeiten", von „Angst" (psychisch), „gastrointestinaler Symptomatik", „Erregung", „Genitalsymptomatik" und „Hypochondrie" ist in dieser Patientengruppe der Wirksamkeitsvorteil zugunsten von Amitriptylin z. T. nicht unerheblich. „Erregung" und „Gewichtsverlust" sind in der Fluoxetin-Gruppe bei Behandlungsende gegenüber dem Ausgangswert unverändert (Abb. 3).

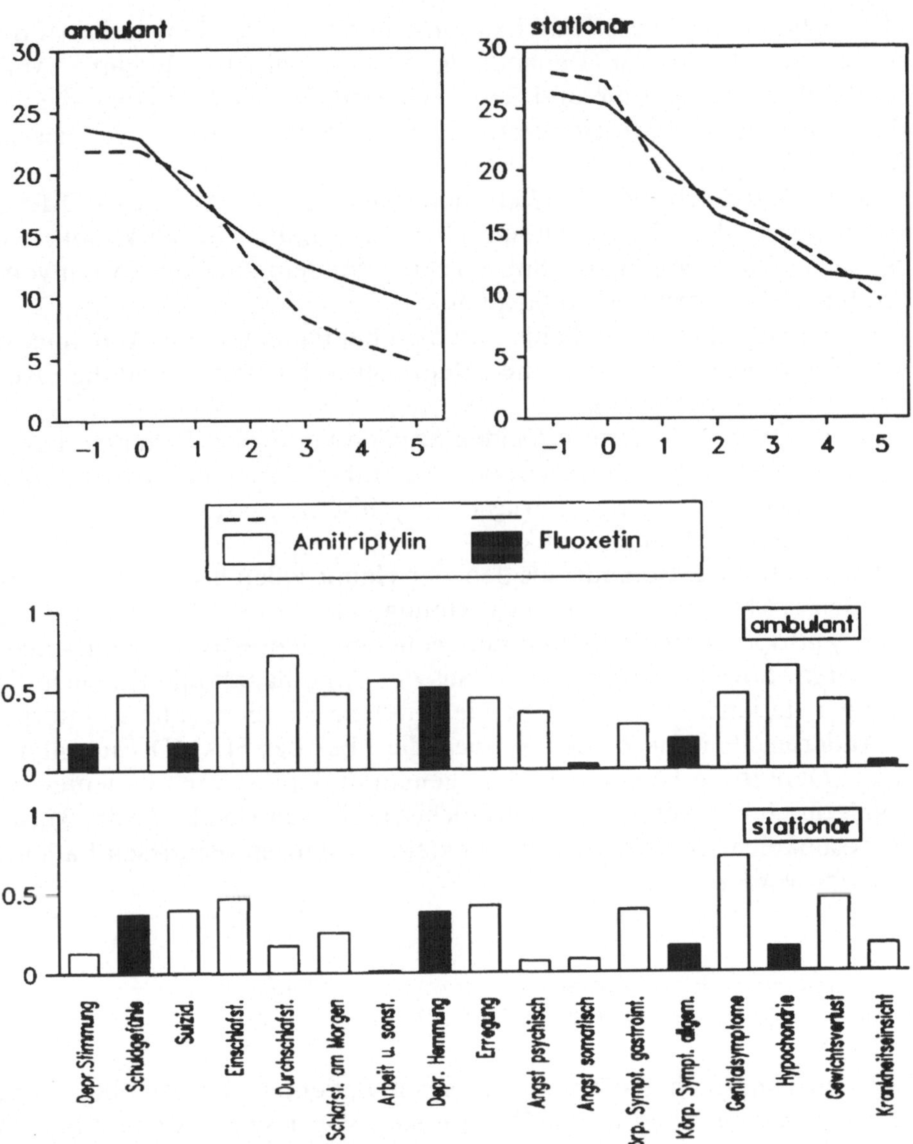

Abb. 3. HAMD-Mittelwerte bei „gehemmt" depressiven Patienten, *oben links* bei ambulanten, *oben rechts* bei stationären Patienten. Darunter sind die Differenzen zwischen den Substanzen in den Endprofilen der HAMD-Einzelitems angegeben, zuerst für die ambulanten, dann für die stationären Patienten (Erläuterungen vgl. Abb. 2)

Von den 69 Patienten (33 Amitriptylin/36 Fluoxetin) der stationären Studie mit „gehemmt depressiver" Symptomatik schieden 26 Patienten (14 Amitriptylin/12 Fluoxetin) im Laufe der Untersuchung aus. Das HAMD-Endprofil für die stationäre Studie wurde somit aus den Daten von 43 Patienten (19 Amitriptylin/24 Fluoxetin) berechnet.

In der stationären Studie zeigten sich Wirksamkeitsvorteile für Fluoxetin bei Patienten mit „gehemmt depressiver" Symptomatik in den Items „Schuldgefühle", „Depressive Hemmung", „Allgemeine körperliche Symptomatik" und

„Hypochondrie". Die „Krankheitseinsicht" war unter Fluoxetin bei diesen Patienten am Ende der Behandlung geringer als bei Beginn. Amitriptylin beeinflußte günstiger die drei Arten der Schlafbeeinträchtigung, die „Suizidalität", „Erregung", „gastrointestinale Symptomatik" und „Genitalsymptome" (Abb. 3).

Beim Vergleich der Studien untereinander in den HAMD-Endprofilen wurde in 11 der 17 Einzelitems Übereinstimmung in Wirksamkeitsvorteilen zugunsten einer von beiden Substanzen gefunden: 2mal zugunsten von Fluoxetin, 9mal zugunsten von Amitriptylin.

Fluoxetin reduzierte in beiden Studien bei Patienten mit „gehemmt depressiver" Symptomatik günstiger die „Depressive Hemmung" und die „Allgemeine körperliche Symptomatik".

Amitriptylin reduzierte in beiden Studien bei diesen Patienten günstiger die verschiedenen Schlafstörungen, die „Beeinträchtigung bei Arbeit und sonstigen Tätigkeiten", „Erregung", „Angst" (psychisch), „gastrointestinale Symptomatik" und „Genitalsymptomatik".

Ebenso wie die Befunde aus den vier Hauptskalen lassen sich die Ergebnisse aus den HAMD-Endprofilen in Richtung einer etwas günstigeren Wirksamkeit von Amitriptylin bei Patienten mit „gehemmt depressiver" Symptomatik interpretieren. Sowohl die Ergebnisse aus der Ambulanzstudie als auch die Resultate der stationären Studie stehen in Einklang mit einer solchen Interpretation.

Andererseits ist in beiden Studien die über das HAMD-Einzelitem gemessene „Depressive Hemmung" der „gehemmt depressiven" Patienten wirkungsvoller durch Fluoxetin beeinflußt, nicht durch Amitriptylin (Abb. 3), so daß ein Wirksamkeitsvorteil für eine der beiden Substanzen bei diesen Patienten nicht erkannt werden kann.

Patienten mit „ängstlich-agitiert" depressivem Syndrom
Gesamtergebnisse (HAMD, SDS, EWL-M, EWL-N)

Bei den „ängstlich-agitiert" depressiven Patienten der Ambulanzstudie fand sich kein Unterschied in der Wirksamkeit von Fluoxetin und Amitriptylin im HAMD-Gesamtscore und in der EWL-Subskala „Ängstlichkeit", jedoch ein nomineller Vorteil zugunsten von Fluoxetin in der SDS und der EWL-Subskala „Depressivität" (Tabelle 4). Bei den stationären Patienten mit „ängstlich-agitiert" depressiver Symptomatik zeigten sich in allen vier Hauptskalen nominelle Vorteile zugunsten von Fluoxetin.

Beim Vergleich der Studien untereinander wird in 2 Fällen gleiche Wirksamkeit von Fluoxetin und Amitriptylin gefunden, in 6 der insgesamt 8 möglichen Vergleiche ein Wirksamkeitsvorteil zugunsten von Fluoxetin bei Patienten mit „ängstlich-agitiert" depressivem Syndrom.

HAMD-Endprofile

Von den 40 „ängstlich-agitiert" depressiven Patienten (18 Amitriptylin/22 Fluoxetin) in der Ambulanzstudie beendeten 8 Patienten (1 Amitriptylin/7 Fluoxe-

Tabelle 4. Vergleich zwischen Amitriptylin und Fluoxetin bei ambulanten und stationären Patienten mit „ängstlich-agitiert" depressiver Symptomatik (gerundete Mittelwerte). Bei Vergleich beider Studien und der Ergebnisse in den vier Hauptskalen werden in 6 der insgesamt 8 Vergleiche nominell größere Punktdifferenzen zur Baseline unter Fluoxetin gefunden

Patienten mit „ängstlich-agitiert" depressivem Syndrom

Variable	Studie	Substanz	Delta 0–5
HAMD-17	AMB	Amitriptylin	15
		Fluoxetin	15
	STAT	Amitriptylin	14
		Fluoxetin	16
SDS	AMB	Amitriptylin	19
		Fluoxetin	21
	STAT	Amitriptylin	8
		Fluoxetin	11
EWL-Depr	AMB	Amitriptylin	9
		Fluoxetin	10
	STAT	Amitriptylin	3
		Fluoxetin	6
EWL-Ängstl	AMB	Amitriptylin	2,9
		Fluoxetin	2,9
	STAT	Amitriptylin	1,0
		Fluoxetin	1,6

tin) die Studie vorzeitig. Das HAMD-Endprofil resultiert somit aus den Daten von 32 Patienten (17 Amitriptylin/15 Fluoxetin).

Bei den „ängstlich-agitiert" depressiven Patienten der Ambulanzstudie (Abb. 4) wurden die „Depressive Stimmung" und die Schlafbeeinträchtigungen durch Amitriptylin wirksamer reduziert, „Depressive Hemmung", „Erregung" und „Angst" (psychisch und somatisch) durch Fluoxetin.

Von den 49 „ängstlich-agitiert" depressiven Patienten (24 Amitriptylin/25 Fluoxetin) der stationären Studie beendeten 12 (3 Amitriptylin/9 Fluoxetin) Patienten die Studie vorzeitig. Die HAMD-Endprofile wurden somit aus den Daten von 37 Patienten (21 Amitriptylin/16 Fluoxetin) berechnet.

Besonders auffallend ist bei den stationären Patienten die deutliche Reduktion in beiden Angst-Items (psychisch und somatisch) durch Fluoxetin (Abb. 4). Amitriptylin hingegen reduziert die „Depressive Stimmung" und die „Einschlafstörungen" wirksamer als Fluoxetin.

Ein Vergleich beider Studien untereinander zeigt die Stabilität von zwei unterschiedlichen, möglicherweise substanz-spezifischen Effekten bei diesem Patientenkollektiv: Während Amitriptylin in beiden Studien die „Depressive Stimmung" und die Schlafbeeinträchtigungen wirksamer beeinflußt, reduziert Fluoxetin in beiden Studien wirksamer die Komponenten der „Angst" (psychisch und somatisch). Der „Amitriptylin-Effekt" ist bei ambulanten Patienten ausgeprägter, der „Fluoxetin-Effekt" bei den stationären.

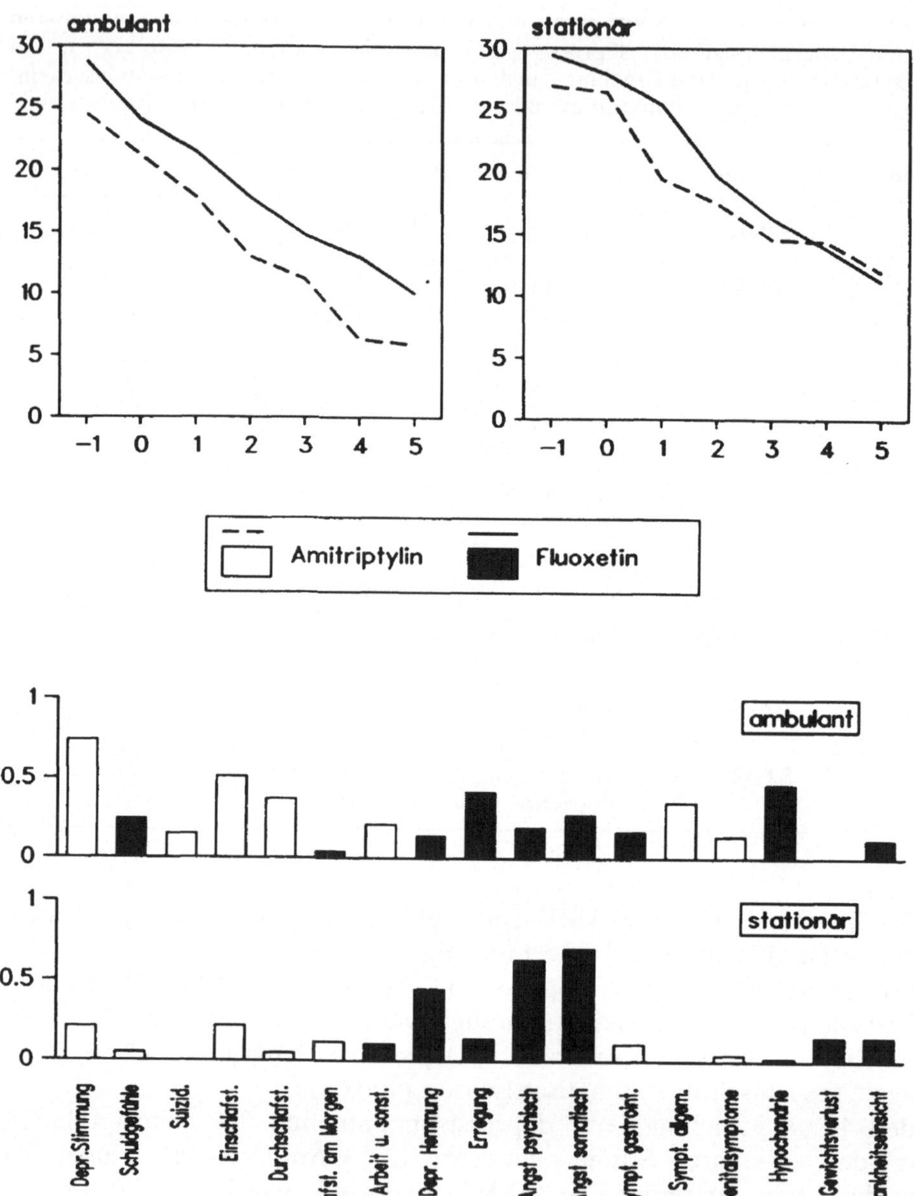

Abb. 4. HAMD-Mittelwerte bei „ängstlich-agitiert" depressiven Patienten, *oben links* bei ambulanten, *oben rechts* bei stationären Patienten. Darunter sind die Differenzen zwischen den Substanzen in den Endprofilen der HAMD-Einzelitems angegeben (Erläuterungen vgl. Abb. 2)

Auffallend ist, daß „ängstlich-agitiert" depressive Patienten eher eine Fluoxetin-Behandlung vorzeitig beendeten als eine Amitriptylin-Behandlung. Dieses gilt für beide Studien.

Patienten mit „vital gestört" depressivem Syndrom
Gesamtergebnisse (HAMD, SDS, EWL-M, EWL-N)

In der Ambulanzstudie zeigten Patienten mit „vital gestört" depressivem Syndrom bei Behandlungsende in den vier Hauptskalen (HAMD-Gesamtscore, SDS und in den EWL-Subskalen „Depressivität" und „Ängstlichkeit") in der Fluoxetin-Gruppe eine größere Reduktion als die Patienten der Amitriptylin-Gruppe (Tabelle 5).

In der stationären Studie hingegen zeigten sich bei „vital gestört" depressiven Patienten Behandlungsvorteile zugunsten von Amitriptylin in drei („SDS", „EWL-Depressivität", „EWL-Ängstlichkeit") der vier Hauptskalen.

Beim Vergleich der Studien untereinander scheinen – zumindest aufgrund der Hauptskalen – ambulante Patienten mit „vital gestört" depressivem Syndrom eher auf Fluoxetin, stationäre Patienten günstiger auf Amitriptylin anzusprechen.

Insgesamt sind auch in dieser Patientengruppe – unabhängig von der Substanz – die nominell ausgeprägteren Skalenreduktionen bei ambulanter Behandlung zu beobachten, was im Sinne eines günstigeren pharmakotherapeutischen Ansprechens dieser Behandlungsform interpretiert wurde (Laakmann et al. 1991b).

Tabelle 5. Vergleich zwischen Amitriptylin und Fluoxetin bei ambulanten und stationären Patienten mit „vital gestört" depressiver Symptomatik (gerundete Mittelwerte; Erläuterung im Text). Die ambulanten Patienten scheinen günstiger auf Fluoxetin anzusprechen, die stationären eher auf Amitriptylin

Patienten mit „vital gestört" depressivem Syndrom

Variable	Studie	Substanz	Delta 0–5
HAMD-17	AMB	Amitriptylin	16
		Fluoxetin	20
	STAT	Amitriptylin	15
		Fluoxetin	15
SDS	AMB	Amitriptylin	25
		Fluoxetin	28
	STAT	Amitriptylin	14
		Fluoxetin	9
EWL-Depr	AMB	Amitriptylin	8
		Fluoxetin	14
	STAT	Amitriptylin	7
		Fluoxetin	5
EWL-Ängstl	AMB	Amitriptylin	2,4
		Fluoxetin	5,1
	STAT	Amitriptylin	3,0
		Fluoxetin	0,6

HAMD-Endprofile

Von den 34 Patienten (22 Amitriptylin/12 Fluoxetin) mit „vital gestört" depressivem Syndrom in der Ambulanzstudie beendeten 9 Patienten (5 Amitriptylin/4 Fluoxetin) die Untersuchung vorzeitig. Die Berechnung des HAMD-Endprofils basiert somit auf den Daten von 25 Patienten (17 Amitriptylin/8 Fluoxetin).

Insbesondere an vier HAMD-Einzelitems lassen sich im Endprofil dieser Subgruppe deutliche Vorteile zugunsten von Fluoxetin zeigen (Abb. 5). Bei den „vital gestört" depressiven, ambulanten Patienten der Fluoxetin-Gruppe

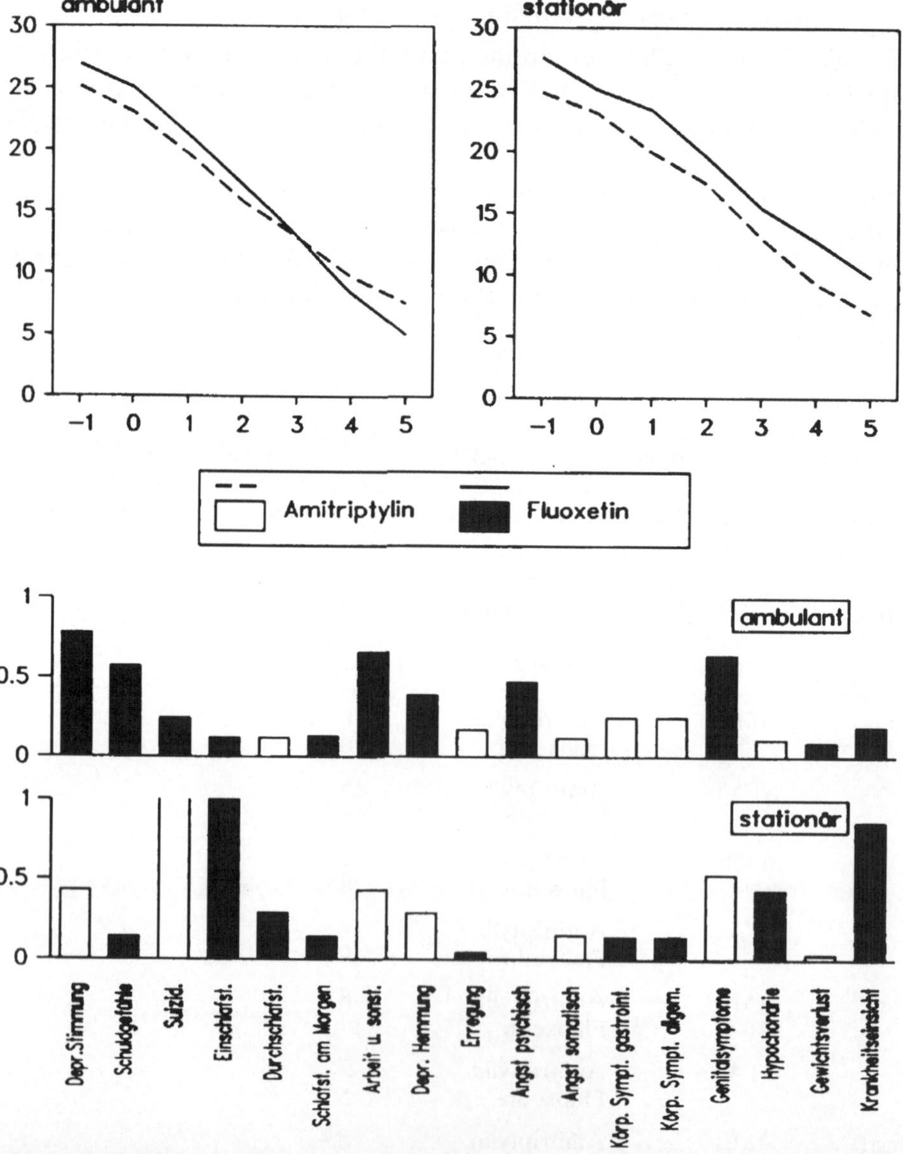

Abb. 5. HAMD-Mittelwerte bei „vital gestört" depressiven Patienten, *oben links* bei ambulanten, *oben rechts* bei stationären Patienten. Darunter sind die Differenzen zwischen den Substanzen in den Endprofilen der HAMD-Einzelitems angegeben (Erläuterungen vgl. Abb. 2)

sind bei Behandlungsende die „Depressive Stimmung", die „Schuldgefühle", die „Beeinträchtigung bei Arbeit und sonstigen Tätigkeiten" und „Angst" (psychisch) erheblich ausgeprägter reduziert als in der korrespondierenden Amitriptylin-Gruppe. Die „Krankheitseinsicht" ist in der Fluoxetin-Gruppe größer als in der Amitriptylin-Gruppe.

Von den 20 Patienten (11 Amitriptylin/9 Fluoxetin) mit „vital gestört" depressivem Syndrom in stationärer Behandlung beendeten 6 Patienten (4 Amitriptylin/2 Fluoxetin) die Untersuchung vorzeitig. Die Berechnung des HAMD-Endprofils basiert somit auf den Daten von 14 Patienten (7 Amitriptylin/7 Fluoxetin).

Im HAMD-Endprofil zeigte sich in den Einzelitems „Depressive Stimmung", „Suizidalität", „Beeinträchtigung bei Arbeit und sonstigen Tätigkeiten", „Depressive Hemmung" und „Genitalsymptomen" bei den Patienten der Amitriptylin-Gruppe im Mittel eine größere Reduktion gegenüber dem Ausgangswert als bei Patienten der Fluoxetin-Gruppe.

Die Endprofile beider Studien sind recht unähnlich. Es sind kaum Gemeinsamkeiten zu finden, die sich sinnvoll interpretieren lassen. Eine methodische Schwierigkeit entsteht zusätzlich durch den geringen Stichprobenumfang dieser Patienten-Subgruppe.

Schichtung nach dem Schweregrad der Krankheit

Aufgrund der unterschiedlichen Wirkungsverläufe in der HAMD (vgl. Laakmann et al. 1990c) hat es sich in Depressionsstudien als sinnvoll herausgestellt, Patienten entsprechend dem Schweregrad ihrer Erkrankung (CGI, Item 1) nach „leicht", „mittel" und „schwer" krank zu unterteilen. Sowohl in der Ambulanzstudie als auch in der stationären Studie ist die Gruppe der „leicht" kranken Patienten mit jeweils 4 Patienten nur minimal besetzt. Die Ergebnisse im HAMD-Gesamtscore sind daher lediglich aus Vollständigkeitsgründen angegeben (Tabelle 6).

Bei den ambulanten, „mittelschwer" erkrankten Patienten ist kein Unterschied im HAMD-Gesamtscore festzustellen. Bei den „schwer" kranken, ambulanten Patienten besteht ein geringfügiger nomineller Vorteil zugunsten von Amitriptylin. Dieser Wirkungsvorteil zugunsten von Amitriptylin wird bei Gruppe der „schwer" kranken, stationären Patienten wiedergefunden und ist hier noch deutlicher ausgeprägt.

Bemerkenswert ist in diesem Zusammenhang das HAMD-Wirkungsprofil von Woche 1 (Abb. 6 und 7): „Schwer" kranke, ambulante Patienten zeigen nach einer Woche in 11 der 17 HAMD-Einzelitems Wirksamkeitsvorteile zugunsten von Amitriptylin, „schwer" kranke, stationäre Patienten zeigen nach einer Woche in allen Einzelitems der HAMD unter Amitriptylin eine deutlicher ausgeprägte Symptomreduktion als unter Fluoxetin. Dieser Befund kann als Hinweis auf einen verzögerten Wirkungseintritt von Fluoxetin bei dieser Patientengruppe interpretiert werden.

Im HAMD-Endprofil der stationären, „schwer" kranken Patienten lassen sich in der Reduktion der „Schuldgefühle", der „Beeinträchtigung bei Arbeit

Tabelle 6. Gerundete Mittelwerte in der Hamilton-Depressionsskala bei ambulanten und stationären Patienten im Vergleich von Amitriptylin und Fluoxetin. Die Patienten beider Studien wurden nach dem Schweregrad der Erkrankung (CGI, Item 1) geschichtet

Schichtung nach CGI

Schweregrad der Krankheit	Studie	Substanz	Delta 0–5	n Woche 5
leicht	AMB	Amitriptylin	7	2
		Fluoxetin	2	2
	STAT	Amitriptylin	5	1
		Fluoxetin	14	3
mittel	AMB	Amitriptylin	16	34
		Fluoxetin	16	27
	STAT	Amitriptylin	15	47
		Fluoxetin	15	46
schwer	AMB	Amitriptylin	17	10
		Fluoxetin	16	8
	STAT	Amitriptylin	18	14
		Fluoxetin	16	13

und sonstigen Tätigkeiten", der „Depressiven Hemmung" und „Hypochondrie" leichte Wirkungsvorteile zugunsten von Fluoxetin feststellen.

In dem Item „Erregung" ist Amitriptylin dem Fluoxetin in beiden Studien und zu allen Beobachtungszeitpunkten deutlich überlegen. Teilweise kommt es unter Fluoxetin sogar zu einer Steigerung der Erregung.

Die „Depressive Stimmung" der „schwer" kranken, stationären Patienten, die „Suizidalität", die verschiedenen Schlafbeeinträchtigungen, die „Somatische Angst" und die „Genitalsymptomatik" bleiben bis Behandlungsende durch Amitriptylin etwas günstiger beeinflußt als durch Fluoxetin.

Aufgrund der vorliegenden Ergebnisse in den HAMD-Profilen kann festgehalten werden, daß stationäre, „schwer" kranke Patienten auf Fluoxetin später ansprechen als auf Amitriptylin. Auffallend ist die Erregungssteigerung der schwer kranken, stationären Patienten unter Fluoxetin. Insgesamt erscheint die Gesamtwirksamkeit von Fluoxetin bei „schwer" kranken Patienten etwas geringer im Vergleich zu Amitriptylin.

Abschließende Bemerkungen

Aufgrund der hier dargestellten Analysen wurden mehrere Hinweise sowohl auf unterschiedliches Ansprechen bestimmter Patienten-Subgruppen auf die Behandlung mit Fluoxetin bzw. Amitriptylin gefunden als auch Hinweise auf Unterschiede zwischen den ambulanten bzw. stationären Patienten.

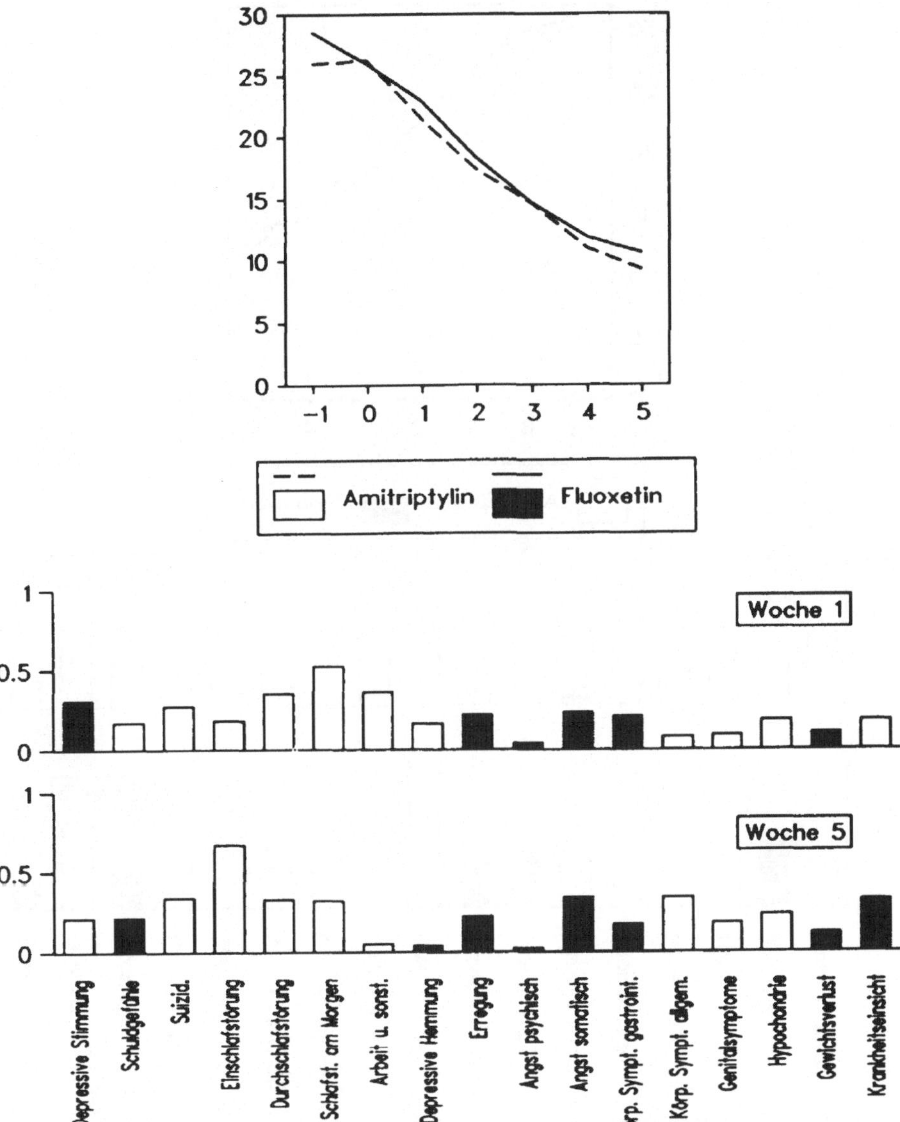

Abb. 6. HAMD-Mittelwerte bei „schwer" kranken, depressiven Patienten mit ambulanter Behandlung. Darunter sind die Differenzen zwischen den Substanzen nach 1 und nach 5 Behandlungswochen in den Profilen der HAMD-Einzelitems angegeben (Erläuterungen vgl. Abb. 2)

Die Unterschiede sind nominell vorhanden, können jedoch aufgrund des z. T. recht geringen Stichprobenumfanges der Subgruppen aus mathematisch-statistischen Gründen nicht signifikant werden. Insofern ist die Interpretation der Ergebnisse eingeschränkt, und die hier dargestellten Auslegungen sind somit nur als Hinweis auf mögliche Differenzierungen in den Wirkungsspektren der Substanzen zu verstehen.

Einerseits erscheint bei „gehemmt depressiven" Patienten Amitriptylin leicht wirksamer zu sein als Fluoxetin, Fluoxetin hingegen insgesamt günstiger bei „ängstlich-agitiert" depressiven Patienten. Andererseits wird bei den

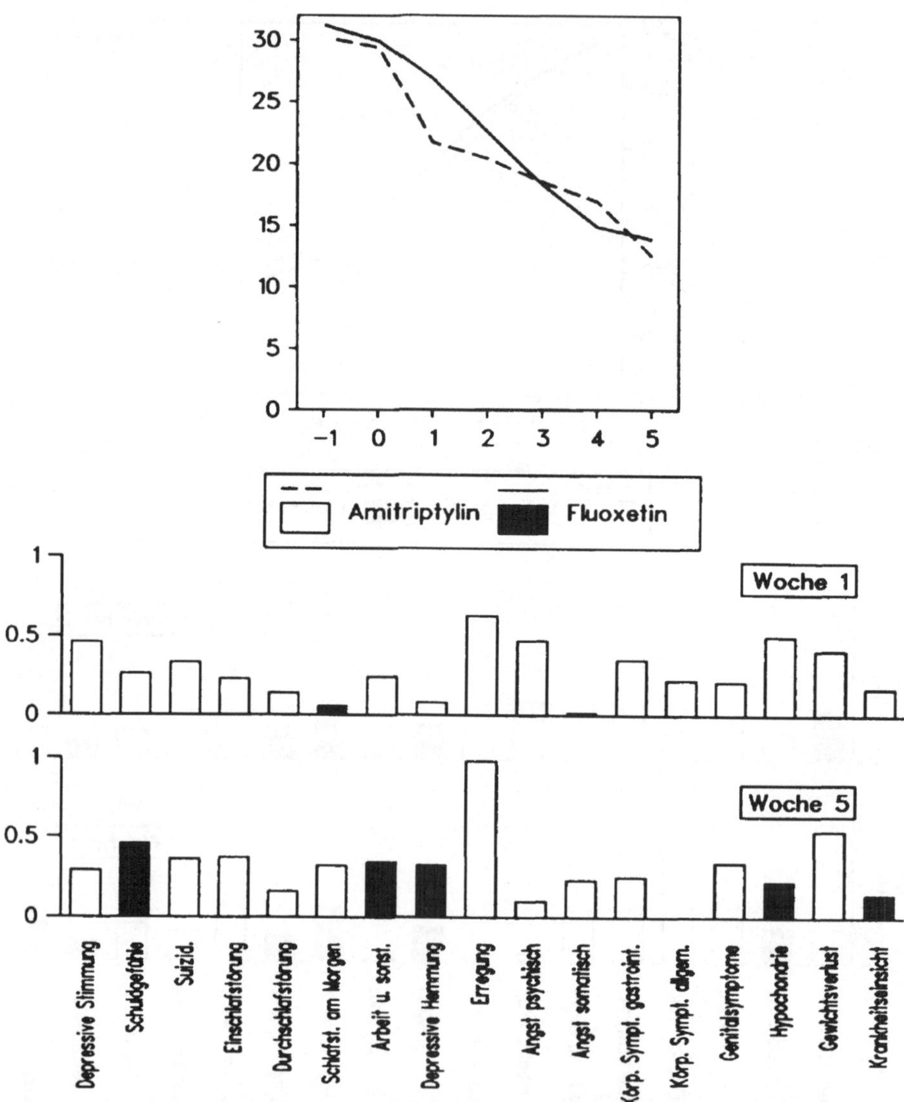

Abb. 7. HAMD-Mittelwerte bei „schwer" kranken, depressiven Patienten mit stationärer Behandlung. Darunter sind die Differenzen zwischen den Substanzen nach 1 und 5 Behandlungswochen in den Profilen der HAMD-Einzelitems angegeben (Erläuterungen vgl. Abb. 2)

„gehemmt depressiven" Patienten die „Depressive Hemmung" durch Fluoxetin günstiger beeinflußt als durch Amitriptylin, so daß aufgrund der vorliegenden Studien beide Substanzen bei diesen Patienten als gleich wirksam angesehen werden. Die insgesamt günstigere Fluoxetin-Wirkung bei den „ängstlich-agitiert" depressiven Patienten resultierte möglicherweise aus einer größeren pharmakotherapeutischen Wirksamkeit auf die Komponenten der „Angst" (psychisch und somatisch).

In beiden Syndrom-Subgruppen wurden die „Depressive Stimmung" und die Schlafbeeinträchtigungen durch Amitriptylin wirksamer beeinflußt.

Dies gilt für ambulante und stationäre Patienten.

In der Gruppe der „vital gestört" depressiven Patienten werden keine Hinweise auf in beiden Studien übereinstimmende Wirkungsverläufe der Substanzen gefunden.

„Leicht" und „mittelschwer" kranke Patienten sprechen auf beide Substanzen etwa gleich gut an. Bei „schwer" kranken (CGI) Patienten hingegen läßt sich ein Wirkungsvorteil zugunsten von Amitriptylin feststellen.

Speziell bei stationären, schwer kranken Patienten ist ein verzögertes Einsetzen der Fluoxetin-Wirksamkeit auffällig. Bei diesen Patienten wird nach der ersten Behandlungswoche in allen HAMD-Einzelitems unter Amitriptylin eine deutlich größere Reduktion der Beschwerden beobachtet als unter Fluoxetin. Bei Ende der Fluoxetin-Behandlung ist die Erregung gegenüber Behandlungsbeginn gesteigert.

Beim nichtgeschichteten Gesamtvergleich ambulanter und stationärer Patienten wird bei Analyse der HAMD-Einzelitems gleiche Wirksamkeit beider Substanzen in der Reduktion der „Depressiven Stimmung", der „Beeinträchtigung bei Arbeit und sonstiger Tätigkeit" und der „Tagesschwankungen" gefunden.

Wirksamkeitsvorteile für Fluoxetin ergeben sich aufgrund dieser Analyse in der Reduktion der Beschwerden „Depressive Hemmung", „Angst" (somatisch) und „Zwangssymptome". Wirksamkeitsvorteile für Amitriptylin waren in den Items „Einschlafstörung", „Schlafstörung am Morgen", „Erregung" und „Gastrointestinale Symptome" sichtbar.

Da alle hier aufgezeigten Unterschiede im Sinne einer zusätzlichen deskriptiven Datenanalyse erarbeitet wurden, sollten klinische Bedeutsamkeit und statistische Relevanz dieser Befunde in weiteren Untersuchungen geprüft werden.

Zusammenfassung

In zwei kontrollierten Doppelblindstudien wurden Wirksamkeit und Verträglichkeit von Fluoxetin (40 mg/Tag) und Amitriptylin (100 mg/Tag) bei depressiven, ambulanten und stationären Patienten untersucht. Bei gleicher Wirksamkeit beider Präparate trat der pharmakotherapeutische Effekt bei ambulanten Patienten generell deutlicher auf als bei stationären; stationäre Patienten sprachen in der 1. Behandlungswoche signifikant günstiger auf Amitriptylin an (HAMD). Bei unterschiedlicher Verträglichkeit fühlten sich weniger Patienten durch Nebenwirkungen von Fluoxetin beeinträchtigt als durch unerwünschte Substanzwirkungen von Amitriptylin. Übelkeit/Erbrechen, Kopfschmerz und Nervosität wurden bei Fluoxetin-Behandlung häufiger genannt, Mundtrockenheit, Schwindel und Schwitzen häufiger bei Behandlung mit Amitriptylin (die Ergebnisse sind detailliert nachzulesen bei Laakmann 1991b).

In der vorliegenden Arbeit wird eine weitere Auswertung beider Studien vorgestellt, in der die Patienten nach einzelnen Schichtungskriterien eingeteilt wurden.

Bei Schichtung nach der Art des depressiven Syndroms werden leichte, nominelle Vorteile bei der Behandlung von „gehemmt depressiven", ambulanten und stationären Patienten unter Amitriptylin gesehen (HAMD, SDS, EWL-Depressivität und -Ängstlichkeit); bei „ängstlich-agitiert" depressiven

Patienten zeigt Fluoxetin bei recht hoher Abbruchrate eine geringfügig bessere pharmakotherapeutische Wirksamkeit (SDS, EWL-Depressivität; stationäre Patienten zusätzlich in den Skalen HAMD und EWL-Ängstlichkeit). Bei „vital-gestört" depressiven Patienten scheinen beide Präparate gleich wirksam.

Die durchschnittliche Abbruchrate wegen Nebenwirkungen bzw. Unverträglichkeit lag in der Ambulanzstudie unter Fluoxetin bei 26 %, unter Amitriptylin bei 15 %. Bei stationären Patienten betrug die Abbruchrate unter Fluoxetin 33 % und unter Amitriptylin 31 %. Auffallend niedrig ist die Abbruchrate bei den mit Amitriptylin behandelten „ängstlich-agitiert" depressiven Patienten mit 6 % (Fluoxetin: 32 %) in der Ambulanzstudie und 13 % (Fluoxetin: 36 %) in der stationären Studie, möglicherweise aufgrund des amitriptylin-spezifischen Sedationseffektes.

Werden die Patienten entsprechend der Schwere ihrer Erkrankung nach CGI eingeteilt, so zeigen „schwer" kranke Patienten unter stationärer Therapie in der ersten Woche ein signifikant günstigeres Ansprechen auf Amitriptylin als die Gesamtgruppe (HAMD). Dieser Effekt bleibt während der gesamten Behandlung nominell erhalten und auch in 11 der 17 HAMD-Einzelitems aufzeigbar. Bei den „leicht" und „mittelschwer" erkrankten Patienten kommt es hingegen zu einer vergleichbaren Wirksamkeit beider Substanzen.

Bei Analyse der Einzelitems der Hamilton-Depressions-Skala wird deutlich, daß Amitriptylin in der Beeinflussung von „Schlafstörungen", „Erregung", „Gastrointestinal-Symptomen" und „Depersonalisation" Fluoxetin überlegen ist. Fluoxetin ist Amitriptylin in der Beeinflussung der „Depressiven Hemmung", „Angst" und „Zwangsymptomen" überlegen.

Mit Ausnahme bei „schwer" kranken Patienten in stationärer Behandlung scheinen trotz einiger nomineller Unterschiede beide Präparate bei der Behandlung depressiver Patienten nahezu gleich wirksam zu sein.

Literatur

CGI (1977) Clinical Global Impressions. In: CIPS, Collegium Internationale Psychiatriae Scalarum (1977). Beltz, Weinheim

HAMD (1977) Hamilton-Depressions-Skala. In: CIPS, Collegium Internationale Psychiatriae Scalarum (1977). Beltz, Weinheim

Janke W, Debus G (1977) Die Eigenschaftswörterliste – Ein Verfahren zur Erfassung der Befindlichkeit. Hogrefe, Göttingen

Laakmann G, Blaschke D (1986) Use of placebo in clinical trials on therapeutic efficacy of newly developed drugs in outpatients. Pharmacopsychiatry 19:343–344

Laakmann G, Blaschke D, Engel RR, Schwarz A (1988) Fluoxetine vs amitriptyline in the treatment of depressed outpatients. Br J Psychiatry 153:64–68

Laakmann G, Breull A, Kriszio B (1991a) Fluoxetine treatment in depressed inpatients. (Manuskript)

Laakmann G, Pögelt A, Kriszio B, Breull A, Blaschke D, Eißner H-J (1991b) Behandlungsergebnisse mit Fluoxetin im Vergleich zu Amitriptylin bei ambulanten und stationären Patienten im Rahmen von Doppelblindstudien (Gesamtanalysen). In: Laakmann G (Hrsg) Selektive Re-uptake-Hemmung und ihre Bedeutung für die Depression (1991). Springer, Berlin Heidelberg New York Tokyo, S 23–43

Laakmann G, Breull A (1991c) Wirkungsverlaufsprofile in der Antidepressiva-Therapie. In: Linden M (Hrsg) Langzeitbehandlung mit Psychopharmaka. Berlin, De Gruyter

Workshop „Studienergebnisse mit Fluoxetin" mit G. Laakmann

H. J. GÄRTNER

Bei den Laakmannschen Studien war Fluoxetin doppelblind gegen Amitriptylin bei ambulanten und bei stationären Patienten geprüft worden. Laakmann hatte seine Patienten nach leicht-, mittel- und schwerkrank stratifiziert, um zu prüfen, ob bei diesen Untergruppen Wirkunterschiede festzustellen sind. Die Studie sollte u. a. Auskunft darüber geben, ob (häufige Frage in der Diskussion) die Ergebnisse, die an ambulant behandelten Patienten in den USA erzielt worden sind, auf deutsche stationär behandelte Patienten, insbesondere schwerkranke Patienten, übertragbar sind. Eine erste Frage an Herrn Laakmann bezog sich auf das anfänglich bessere Abschneiden der Schwerkranken unter Amitriptylin, wobei das Endergebnis allerdings nicht differierte. Laakmann konnte diesen Unterschied nicht auf Unterschiede in den einzelnen Items (etwa Schlafstörung oder Unruhe) zurückführen.

Die von Laakmann vorgenommene Subgruppen-Bildung in agitierte, gehemmte und vital gestörte Patienten zeigte (entgegen der Erwartung) ein besseres Abschneiden der gehemmt-depressiven ambulanten Patienten mit Amitriptylin, verglichen mit Fluoxetin. Dieses Ergebnis ließ sich jedoch bei der wesentlich größeren Gruppe der stationären Patienten nicht so deutlich replizieren, so daß hier Skepsis angebracht ist.

Eine kritische Frage beschäftigte sich mit dem Dosisverhältnis (40 mg Fluoxetin vs. 100 mg Amitriptylin pro Tag), woraus der Einwand abgeleitet wurde, die stationären Patienten seien möglicherweise mit Amitriptylin unterdosiert gewesen. Laakmann erläuterte die Auswahl der Dosierungen. Zuerst sei die ambulante Studie durchgeführt worden, mit den für die ambulante Behandlung angemessenen Dosierungen. Man habe dann auch eine Studie an stationären Patienten verlangt. Diese Studie sei danach mit den gleichen Dosierungen wie in der Ambulanz durchgeführt worden, um eine Vergleichbarkeit zu gewährleisten. In beiden Studien seien aber Änderungen der Dosierung im Verlauf der Behandlung den behandelnden Ärzten ausdrücklich freigestellt worden. Dosisänderungen seien jedoch bei beiden Präparaten gleich häufig durchgeführt worden, nämlich nur bei 10 % der ambulanten Patienten und 20 % der stationären Patienten. Es fand sich eine gute korrelative Übereinstimmung zwischen Selbst- und Fremdrating in beiden Studien. Mit den beteiligten Ärzten war vorher ein Rater-Training durchgeführt worden. In den Selbstbeurteilungs-Skalen geben die ambulanten Patienten eher mehr Beschwerden an, verglichen mit den stationären und bezogen auf die Hamilton-Punktwerte. Es fanden sich bei den behandelten Patienten auch solche mit depressivem Wahn. Eine gesonderte Auswertung für diese Untergruppe zeigte keine Differenzen.

Laakmann berichtete, daß Übelkeit als Nebenwirkung bei den stationären Patienten deutlich häufiger genannt wurde als bei den ambulanten Patienten. Insgesamt gaben die stationären Patienten mehr Nebenwirkungen an als die ambulanten. Laakmann berichtete, daß es eine allgemeine Erfahrung sei, daß stationäre Patienten häufig auch dazu neigen, bekannte Begleitwirkungen des Vergleichspräparates (das sie nicht erhalten) ebenfalls zu berichten. Dieser Effekt könne durch die Aufklärung oder durch Mund-zu-Mund-Propaganda bewirkt sein.

Provokation von manischen oder schizophrenen Symptomen wurde nicht als Abbruchgrund berichtet. Behandlungsabbrüche wegen Suizidalität unterschieden nicht zwischen den Präparaten. Auf der Item-Ebene zeigt sich jedoch ein Unterschied zuungunsten von Fluoxetin, woraus Laakmann eine Zurückhaltung bei Verordnung der Substanz an suizidale Patienten ableitet.

Auf die Frage nach Kombinationsmöglichkeiten (vorgeschlagen wurden etwa Doxepine oder Trimipramine in Ergänzung zu Fluoxetin) wies Laakmann nochmals auf die Risiken bei Kombination von Serotonin-Rückaufnahme-Hemmern mit MAO-Hemmern hin und erwähnte als möglicherweise positive Kombination die Kombination zwischen Fluoxetin und Amitriptylin, insbesondere, weil sich bei seiner Untersuchung Amitriptylin zu Beginn der Behandlung der Schwerkranken überlegen gezeigt hatte.

Katamnestische Daten zu der vorgelegten Studie existieren nicht, so daß nicht geklärt werden konnte, welche Patienten mit welchem Präparat mit welchem Erfolg weiterbehandelt worden sind.

Die Frage zu den Unterschieden zwischen Fluoxetin und Fluvoxamin beantwortete Laakmann mit dem Hinweis auf das Fehlen von kontrollierten Studien. Stärkere Übelkeit unter Fluvoxamin sei berichtet worden, jedoch nicht belegt.

Die Studienmedikation wurde jeweils oral gegeben, das Fluoxetin morgens und das Amitriptylin abends (jeweils mit einem Placebo kombiniert). Laakmann vermutete, daß bei Verwendung der jetzt empfohlenen 20-mg-Dosierung das Nebenwirkungsprofil sicher noch etwas günstiger für das Fluoxetin gewesen wäre.

Zur Frage einer Plasmaspiegel-Wirkungsbeziehung beim Fluoxetin konnten keine Daten präsentiert werden.

Die Beschäftigung mit einer möglichen Einordnung von Fluoxetin in das „Kielholz-Schema" nahm wiederum einen recht breiten Raum in der Diskussion ein. Laakmann plädierte dafür, daß wegen des Fehlens der sedierenden Wirkung die Substanz in die Nähe des Desipramins gerückt werden müsse. Er wies allerdings darauf hin, daß auf Station in seiner Klinik auch agitiert-depressive Patienten mit Desipramin, und auch erfolgreich, behandelt werden. In der Ambulanz wäre er aber mit dieser Indikation zurückhaltend. Laakmann plädierte für die morgendliche Gabe von Fluoxetin. Störende sedierende Effekte seien nicht zu erwarten, und eine unmittelbare Störung des Einschlafens sei bei abendlicher Gabe zumindest für höhere Dosierungen als 20 mg nicht auszuschließen.

Klinische Prädiktoren für ein therapeutisches Ansprechen auf Fluoxetin konnten nicht benannt werden. Auch aus der Gestalt des anfänglichen Verlaufs kann nicht auf den späteren Verlauf bzw. die endgültige Zugehörigkeit zu Respondern oder Non-Respondern geschlossen werden. Das einzige, was sich aus den Daten ableiten läßt, ist, daß Patienten mit starken Nebenwirkungen eher Non-Responder werden.

Die weitere Diskussion beschäftigte sich mit dem Einfluß von Störvariablen bei der Effizienzprüfung von Psychopharmaka, also z. B. mit der Beeinflussung des an der Hamilton-Skala gemessenen Verlaufs durch die Erwartungshaltung des Raters.

Offene klinische Phase-3-Studie mit Fluoxetin

K. Heinrich und E. Klieser

Trotz aller Erfolge ist auch heute noch die Anwendung von Antidepressiva bei depressiven Patienten mit erheblichen Problemen behaftet. Im klinischen Alltag ist besonders bedauerlich, daß nicht alle unsere depressiven Kranken von einer antidepressiven Psychopharmakakotherapie profitieren.

Kontrollierte Studien haben ergeben, daß sich die psychopathologische Symptomatik nur von 50–70 % der so behandelten Patienten deutlich bessern läßt, wobei beachtenswert ist, wie Brotman et al. (1987) zeigten, daß 20 %–40 % hiervon Placebo-Responder sind.

Betrachtet man z. B. die Gesamtzahl der an unserer Klinik durchgeführten Doppelblindstudien zur Wirksamkeit von unterschiedlichen Antidepressiva, so erfuhren durch die Behandlung von 379 Patienten nur 62,5 % eine deutliche Besserung ihrer Beschwerden. Diese Zahlenangabe entspricht in etwa den Ergebnissen von Woggon (1983) an der Züricher Klinik, wo 57,5 % der Patienten auf die antidepressive Pharmakotherapie günstig reagierten. Dabei ist an unserer Klinik eine Placeborate von 35,6 % festzustellen (Tabelle 1).

Diese noch zu geringe Effektivität unserer Antidepressiva hat dazu geführt, daß wir in der Klinik heute häufig auch noch auf die Anwendung der neuroelektrischen Therapie (NET) angewiesen sind, deren Erfolgsaussichten in der Literatur deutlich günstiger beurteilt werden (Fink 1979; Avery u. Lubrano 1979).

Trotz der Vielzahl der zur Verfügung stehenden Antidepressiva, die sich hinsichtlich ihrer chemischen Struktur, ihrer biochemischen Wirkung und ihres Rezeptorbindungsprofils oft drastisch unterscheiden, ist es bisher nicht gelungen, klare Indikationen der differentiellen Anwendung der einzelnen Antidepressiva zu finden. Eine Ausnahme sind hierbei vielleicht die Monoaminoxidasehemmer, die nach Nies (1984) besonders gut bei den atypischen Depressionen wirken sollen.

Ebenso haben sich keine praxistauglichen anamnestischen psychopathologischen, biochemischen, hirnmorphologischen und elektrophysiologischen

Tabelle 1. Erfolgsrate der AD-Psychopharmakotherapie bei Studienpatienten der Psychiatrischen Klinik der Heinrich-Heine-Universität Düsseldorf (n = 379 Patienten)

Responder:	62,5 %
Nonresponder:	37,5 %
Placebo-Responder:	35,6 %

sowie testpsychologischen Prädiktoren finden lassen, mit denen man relativ sicher vor Therapiebeginn einen Behandlungserfolg oder Mißerfolg voraussagen kann.

Wie wir zeigen konnten, besitzt selbst die Therapieregel, Antidepressiva bei vitalisierten Depressionen anzuwenden, keine Allgemeingültigkeit. Auch unter Anwendung von Neuroleptika, auch bei nicht wahnhaften endogenen Depressionen, läßt sich bei einem Teil der Patienten eine deutliche Befundbesserung erreichen (Klieser 1990). Hierfür sprechen ebenso auch die Ergebnisse, die z. B. Robertson u. Trimble (1982) gefunden haben.

Es ist daher notwendig, bei jedem einzelnen Patienten eine Probetherapie durchzuführen, nach der entschieden werden kann, ob mit einem Wirkungseintritt oder mit Wirkungslosigkeit zu rechnen ist. Diese Probetherapie sollte nach Woggon (1983) ca. 10–14 Tage andauern. Nach dieser Zeit ist der bis dahin erreichte oder nicht erreichte Therapieerfolg ein relativ sicherer Indikator, wie das langfristige Therapieergebnis sein wird.

In einer eigenen Untersuchung konnten wir 1988 zeigen, daß aufgrund des globalen Arzturteils bereits nach 7 Tagen der spätere Therapieerfolg zu 87, %, nach 14 Tagen zu 96,7 % richtig eingeschätzt wurde (Klieser 1988) (Tabelle 2).

Verbesserungsbedürftig ist weiterhin die noch relativ hohe Nebenwirkungsrate, die eine kunstgerechte antidepressive Psychopharmakotherapie mit sich bringt und vor allen Dingen multimorbide Patienten besonders trifft. Nach Helmchen et al. (1985) leiden 5 % der exponierten Patienten an deutlichen unangenehmen Arzneimittelwirkungen, die bei 1,3 % der behandelten Patienten lebensbedrohlich sein können. Dies entspricht einer Bostoner Untersuchung, in der bei 4,6 % der Patienten schwere Arzneimittelreaktonen beobachtet wurden (Boston Collaborative Drug Surveillance Program).

Vom 1. 1. 1982 bis zum 31. 12. 1986 wurden von uns 891 Patienten wegen depressiver Verstimmungszustände mit antidepressiven Substanzen als Monotherapie behandelt. Das Alter der Patienten lag zwischen 20 und 65 Jahren. 62 % erhielten trizyklische Antidepressiva, 16 % Maprotilin und 22 % tetrazyklische Antidepressiva oder neuartige Substanzen.

Betrachtet man die gesamte Patientengruppe, so wurde bei 7,63 % (68 Patienten) die Behandlung wegen unerwünschter Arzneimittelwirkung abgebrochen. Dabei wurde bei 11,6 % der mit Trizyklika, bei 10,6 % der mit Maprotilin und bei 4,5 % der mit tetrazyklischen Präparaten behandelten Patienten die

Tabelle 2. Aufgrund des globalen Arzturteiles (CGI) richtig vorhergesagter Therapieverlauf am 7. und 14. Behandlungstag bei 120 Patienten

Vorhersage	Tag 7	Tag 14
Behandlungserfolg	61	65
Behandlungsmißerfolg	44	51
Erfolg/Mißerfolg	105 Pat. = 87,5 % (n = 120)	116 Pat. = 96,7 % (n = 120)

Tabelle 3. Abbruch der AD-Therapie von 891 Patienten der Psychiatrischen Klinik der Heinrich-Heine-Universität Düsseldorf (1982–1986)

68 Patienten =	7,63 %
	11,6 % Trizyklische AD
	10,6 % Maprotilin
	4,5 % Tetrazyklische AD

Tabelle 4. Zum Abbruch der Behandlung führende Begleitwirkungen (n = 891), Psychiatrische Klinik der Heinrich-Heine-Universität Düsseldorf

2,0 %	Verwirrtheitszustände
1,6 %	allergische Hautreaktionen
1,2 %	Leberfunktionsstörungen
1,1 %	kardiale Begleitwirkungen
0,9 %	Miktionsstörungen
0,2 %	Leukozytendepression
0,2 %	Krampfanfälle
0,1 %	Parkinson-Syndrom
0,1 %	Dyskinesien
0,1 %	Glaukomanfall
0,1 %	Ileus
7,6 %	

Therapie wegen erheblicher Nebenwirkungen beendet. Hierbei ist zu berücksichtigen, daß im wesentlichen die anticholinerge Wirksamkeit der Präparate und deren Einfluß auf die Alpha-Adrenorezeptoren sowie auf die Histaminrezeptoren für diese Nebenwirkung verantwortlich ist (Tabelle 3).

Betrachtet man die Abbruchgründe in unserer Untersuchung im einzelnen, so sind vor allem Verwirrtheitszustände, allergische Hautreaktionen, Leberfunktionsstörungen, kardiale Funktionsstörungen und urogenitale Nebenwirkungen für den Therapieabbruch verantwortlich (Tabelle 4).

Aber nicht nur diese gravierenden Nebenwirkungen beeinträchtigen unsere therapeutischen Bemühungen, sondern auch harmlose, lästigere Nebenwirkungen wie Mundtrockenheit, Appetitlosigkeit, Obstipation, sexuelle Funktionsstörungen, Gliederschwere, Müdigkeit, Kreislaufstörungen, um nur einige zu nennen, können die Therapie erheblich behindern und die Re-Integration des Patienten in seine sonstige soziale Rolle beeinträchtigen.

Wie wir bereits bei der Neuroleptanxiolyse zeigen konnten, besteht zwischen dem Auftreten von deutlichen Nebenwirkungen und dem späteren Behandlungsergebnis ein negativer Zusammenhang, d. h. treten diese Nebenwirkungen in den Vordergrund der Beschwerden des Patienten, so ist mit einem Therapieansprechen nicht zu rechnen (Heinrich u. Lehmann 1988). Dies trifft auch für die neuroleptische Behandlung von akuten Schizophrenien zu (Klieser

u. Lehmann 1988). Ebenso finden sich auch bei der antidepressiven Psychopharmakotherapie ab dem 7. Behandlungstag bei den Therapieversagern signifikant mehr Nebenwirkungen als bei den Therapierespondern. Aus diesen Ergebnissen leiten wir die Therapieempfehlung ab, Psychopharmaka nebenwirkungsgeleitet zu verordnen (Heinrich 1988).

Von einem neuen Antidepressivum wird der Kliniker sich vor allem eine größere Effizienz oder einen schnelleren Wirkungseintritt oder eine bessere Verträglichkeit wünschen.

Vom Fluoxetin ist nach seinem biochemischen Wirkprofil, nämlich der relativ starken Scrotonin-Wiederaufnahmehemmung, geringgradiger Noradrenalin-Wiederaufnahmehemmung und kaum vorhandener Beeinflussung von histaminergen, alpha-adrenergen, serotonergen und dopaminergen Rezeptoren eine starke antidepressive Wirkung zu erwarten, die nur mit wenigen Nebenwirkungen vergesellschaftet ist.

Sorgfältige experimentelle Untersuchungen, die oben dargestellt sind, haben diesc Erwartung bestätigt.

Ziel einer offenen multizentrischen Studie, an der viele deutsche Zentren teilnehmen und teilgenommen haben, ist es, diese Ergebnisse auch im Praxis- und Klinikalltag zu bestätigen.

Im folgenden soll über eine vorläufige Zwischenauswertung dieser offenen Phase-III-Fluoxetin-Studie berichtet werden, in der Fluoxetin bei vitalisierten Depressionen angewandt wurde.

Die Klassifikation wurde nach dem DSM-III-R vorgenommen. Behandelt wurden nur Patienten mit der Diagnose Major Depression. 20 mg Fluoxetin pro Tag konnten als Einmaldosis entweder am Morgen, am Mittag oder am Abend verabreicht werden.

Als psychotrope Begleitmedikation durften nur bei klinischer Notwendigkeit kurzwirksame Benzodiazcpinc, Chloralhydrat und Promethazin verordnet werden. Vor Bchandlungsbeginn mußte bei psychotroper Anbehandlung eine entsprechende Wash-out-Phase eingehalten werden.

Der psychopathologische Ausgangsbefund wurde mit der Hamilton-Depressionsskala erfaßt. Genutzt wurde die 17 Items beinhaltende Form. Die Patienten selbst beschrieben ihre Depression mit der Zung-Skala.

Die Änderung des psychopathologischen Befundes wurde an den Tagen 7, 14, 21, 28 und 35 mit dem globalen Arzturteil CGI, der Hamilton-Depressionsskala und der Zung-Skala beurteilt.

Vegetative Symptome wie Mundtrockenheit, Übelkeit, Schwitzen, Kopfdruck, Herzsensationen, Schwindel und Obstipation wurden an denselben Untersuchungstagen auf einer vierstufigen Skala beurteilt.

Die Nebenwirkungen wurden ebenfalls global auf einer vierstufigen Skala zu den Untersuchungszeitpunkten eingeschätzt. Gewicht, Herzfrequenz und Blutdruck wurden jeweils gemessen. Unerwünschte Ereignisse wurden an den Beobachtungszeiträumen registriert.

Vor und nach Behandlung wurden Blutchemie und das Elektrokardiogramm der behandelten Patienten untersucht (Tabelle 5).

Es liegen bisher Daten von 105 untersuchten Patienten vor. Hiervon konnten bei der Wirksamkeitsanalyse nur 81 Patienten berücksichtigt werden, da bei 14

Tabelle 5. Studienbeschreibung

Offene Studie der Phase III

Fluoxetin 20 mg bei Major Depression (DSM-III-R) für 5 Wochen

Wirksamkeitsprüfung
CGI, HAMD, Zung   (Tag 0, 7, 14, 21, 28, 35)

Verträglichkeitsprüfung
CGI, unerwünschte Ereignisse
Blut, EKG   (Tag 0 und 35)

Tabelle 6. Patientenbeschreibung (n = 105 Patienten: 75 w., 30 m.)

Alter:	49,6 ± 13,4 Jahre
Größe:	168,0 ± 9,0 cm
Gewicht:	71,0 ± 16,0 kg
Krankheitsdauer:	188 ± 90 Tage (min. 7 Tage, max. 5 Jahre)
HAMD	25,5 ± 6 Punkte

Patienten die Behandlung vor dem 14. Tag abgebrochen wurde. 6 Patienten hatten eine unzulässige Begleitmedikation erhalten, bei 4 Patienten waren die Einschlußkriterien nicht ausreichend beachtet worden.

Wie aus der Tabelle 6 zu erkennen ist, wurden 75 Frauen und 30 Männer behandelt. Das Durchschnittsalter betrug 49,6 Jahre ± 13,4 Jahre, die Durchschnittsgröße war 168 ± 9 cm, das Gewicht 71 ± 16 kg. Die Krankheitsdauer betrug durchschnittlich 188 ± 90 Tage, mit einem Minimum von 7 Tagen und einem Maximum von 5 Jahren. Die Krankheitssymptomatik hatte bei 69 Patienten im Verlauf der letzten 4 Wochen vor Behandlung zugenommen, bei 32 Patienten war sie gleich geblieben. 83 Patienten wurden vom Untersucher als deutlich, schwer oder extrem schwer krank eingeschätzt. 56 Patienten wurden ambulant behandelt, 49 stationär.

Eine psychotrope Begleitbehandlung war bei einem größeren Anteil der Patienten während der gesamten Studiendauer notwendig. So wurden z. B. am Behandlungsende 30 % der Patienten mit Tranquilizern und Anxiolytika, 25 % mit Promethazin und 19 % mit Hypnotika und Sedativa zusätzlich behandelt. Das Ausmaß der Zusatzbehandlung war während aller Beobachtungszeiträume in etwa gleich und entsprach der psychotropen Vorbehandlung.

Als wichtigstes therapeutisches Maß betrachten wir das globale Arzturteil, da dieses alle gewonnenen Eindrücke, Beobachtungen und Untersuchungsergebnisse beinhaltet (Lehmann 1986).

Danach wurde der klinische Gesamteindruck nach 5wöchiger Behandlung bei 29 Patienten = 40,8 % als sehr viel besser und bei 19 Patienten = 26,8 % als

Tabelle 7. Globale Beurteilung des Behandlungserfolges (globales Arzturteil); n = 81

	Responder (%)	Non-Responder (%)
Tag 7	19,8	80,2
Tag 14	32,1	67,9
Tag 21	48,2	51,8
Tag 28	61,1	38,9
Tag 35	67,6	32,4

viel besser eingeschätzt. Die Behandlung führte also bei 67,6 % der Patienten zu einem Behandlungserfolg. Als wenig gebessert oder unverändert wurden 18 Patienten = 25,3 % beurteilt. Lediglich 5 Patienten = 7,1 %, hatten sich unter der Behandlung verschlechtert.

Dabei waren nach 1 Woche 19,8 %, nach 2 Wochen 32,1 %, nach 3 Wochen 48,2 % und nach 4 Wochen 61,1 % Therapieresponder zu beobachten. Wirksamkeit und Wirkungseintritt entsprachen in der gemeinsam durchgeführten Studie anderen stark wirksamen Antidepressiva wie Imipramin, Amitriptylin und Maprotilin (Tabelle 7).

Dies kommt auch bei Betrachtung der Abnahme des Hamilton-Depressionsscores zum Ausdruck. Dieser wurde vor Behandlungsbeginn mit 25 ± 6, nach einer Woche mit 20 ± 7, nach 2 Wochen mit 17 ± 7, nach 3 Wochen mit 14 ± 7, nach 4 Wochen mit 14 ± 8 und nach 5 Wochen mit 12 ± 8 eingeschätzt.

Der günstige Behandlungseffekt kam auch durch die Selbstbeurteilung der Patienten mit der Zung-Skala zum Ausdruck. Während diese sich mit einem S-DS-Index vor Therapie mit 70 ± 12 einschätzten, führte die Besserung der Symptomatik zu einer Bewertung von 56 ± 16 Punkten nach 5 Wochen (Tabelle 8).

Die besondere Aufmerksamkeit richtet sich aber auch auf die Nebenwirkungen der Behandlung. Bei 4 Patienten wurde die Studienbehandlung wegen deutlicher unerwünschter Nebenwirkungen abgebrochen. Das sind 3,8 %; dies

Tabelle 8. Therapieverlauf HAMD – Zung (SDS-Index); n = 81

	HAMD	SDS
Tag 0	25 + 6	70 + 12
Tag 7	20 + 7	64 + 14
Tag 14	17 + 7	61 + 15
Tag 21	14 + 7	58 + 16
Tag 28	14 + 8	57 + 16
Tag 35	12 + 8	56 + 16

Tabelle 9. Abbruch der Behandlung wegen unerwünschter Arzneimittelwirkungen bei 4 Patienten = 3,8%

1. Brennen im Darm, Unwohlsein

2. Magendruck – Übelkeit

3. Müdigkeit – Benommenheit

4. generalisiertes Exanthem

Tabelle 10. Globale Beurteilung der Verträglichkeit

	keine	Nebenwirkungen geringe	erhebliche
Tag 7	70%	26%	4%
Tag 14	76%	23%	1%
Tag 21	83%	16%	1%
Tag 28	88%	12%	0%
Tag 35	80%	19%	1%

ist deutlich günstiger als z. B. die Zahl der erwähnten Therapieabbrüche in unserer obengenannten Untersuchung (Tabelle 9).

Entsprechend günstig wurden auch die Nebenwirkungen beurteilt. 80% der Patienten hatten bei Behandlungsende keine Nebenwirkungen, 19% der Patienten wurden nur sehr geringgradig durch Nebenwirkungen beeinträchtigt, lediglich 1% der Patienten wurde erheblich beeinträchtigt (Tabelle 10).

Beachtenswert ist auch das geringe Ausmaß der während der Behandlung aufgetretenen Übelkeit, da bei den bisher bekannten Serotonin-Wiederaufnahmehemmern hierdurch häufig die Therpie kompliziert wurde. Während vor Therapiebeginn 34 Patienten als Ausdruck ihrer Depression Übelkeit beklagten, wurde während der Behandlung mit Fluoxetin und am Behandlungsende von 33 Patienten Übelkeit angegeben. Dabei trat starke Übelkeit bei lediglich einem Patienten am Behandlungsende auf, wohingegen zu Behandlungsbeginn 7 Patienten unter starker Übelkeit litten.

Ebenso findet sich ein Rückgang der vegetativen Symptome wie Schwitzen, Kopfdruck, Herzsensation, Schwindel, Obstipation während der Behandlung. Das Gewicht blieb mit 71 ± 16 kg vor Behandlung und 72 ± 17 kg nach ca. 5 Wochen fast konstant. Blutdruck und Herzfrequenz wurden durch die Behandlung nicht wesentlich beeinflußt. An Blut- und EKG-Befunden ließen sich keine therapiebedingten pathologischen Veränderungen feststellen.

Auch in der hier dargestellten Untersuchung zeigt sich, daß Responder deutlich weniger Nebenwirkungen entwickelten als Non-Responder, so daß auch dies wieder als Ausdruck der Notwendigkeit einer nebenwirkungsgeleiteten Therapie gedeutet werden muß.

Zusammenfassung

Fluoxetin erwies sich in der offenen klinischen Prüfung unter Alltagsbedingungen als wirkungsvolles, den altbewährten Antidepressiva ebenbürtiges Antidepressivum. Das Ausmaß der Effektivität der von uns eingeleiteten antidepressiven Behandlung entspricht den Ergebnissen der doppelblind durchgeführten Studien von Laakmann et al. und den Übersichten von Lader und Hall. Dabei erwies sich Fluoxetin als ein besonders nebenwirkungsarmes Psychopharmakon, das die bekannten Begleitwirkungen der Serotonin-Wiederaufnahmehemmer wie Übelkeit und gastrointestinale Beschwerden, wenn überhaupt, nur in sehr geringem Ausmaß hervorruft. Wegen seines günstigen Rezeptorbesetzungsprofils und der daraus resultierenden guten Verträglichkeit ist Fluoxetin voraussichtlich vor allem auch in der Alterspsychiatrie und bei multimorbiden Patienten sowie bei Patienten mit einer Polytherapie gut anzuwenden. Wegen der Möglichkeit, das Präparat nur einmal täglich zu verabreichen, ist die Behandlung leicht praktikabel. Die einfache Handhabbarkeit der Therapie ist auch dadurch begründet, daß wegen der geringen Nebenwirkungen eine einschleichende Dosierung nicht erforderlich ist.

Literatur

Avery D, Lubrano A (1979) Depression treated with imipramine and ECT. The Carolisstudy reconsidered. Am J Psychiatry 136:599–562

Brotman W, Falle WE, Gelenberg AJ (1987) Pharmacologic Treatment of acute depressive subtypes. In: Meltzer HY (ed) Psychopharmacology – The Third Generation of Progress. Raven Press, New York

Fink M (1979) Convulsive therapy. Theory and practice. Raven Press, New York

Heinrich K (1988) Nebenwirkungsgeleitete Pharmakotherapie in der Psychiatrie. MMW 130:699–700

Heinrich K, Lehmann E (1988) Fundamentals and results of controlled studies in neuroleptanxiolysis. Eur J Psychiatry 2:96–102

Helmchen H, Hippius H, Müller-Oerlinghausen B, Rüther E (1985) Arzneimittelüberwachung in der Psychiatrie. Nervenarzt 56:12–18

Klieser E (1988) Experimentelle Untersuchung zur Differentialindikation von Neuroleptika und Thymoleptika. Habilitationsschrift, Med. Fakultät Universität Düsseldorf 1988

Klieser E, Lehmann E (1988) Dosierung von Neuroleptika bei akuten Schizophrenien. MMW 130:708–711

Klieser E (1990) Psychopharmakologische Differentialtherapie endogener Psychosen. Thieme, Stuttgart

Lehmann E (1986) Experimentelle Untersuchung zur Differentialdosierung von Haloperidol. Janssen Symposien, Neuss 1986

Nies A (1984) Differential response patterns to MAO inhibitors and tricyclics. J Clin Psychiatry 45:70–77

Robertson MM, Trimble MR (1982) Major tranquillizers used as antidepressants. J Affective Disord 4:173–193

Woggon B (1983) Prognose der Psychopharmakotherapie. Enke, Stuttgart

Workshop „Studienergebnisse mit Fluoxetin" mit E. Klieser

M. Linden

Unter Bezug auf den Vortrag von Priv.-Doz. Dr. E. Klieser über eine offene Multicenter-Studie zu Fluctin wurde festgestellt, daß Erfahrungen aus der breiten Anwendung eines Medikamentes wichtige Informationen über seinen tatsächlichen Stellenwert unter Routinebehandlungsbedingungen geben, weshalb neben streng kontrollierten Studien auch offene Erfahrungsstudien unter Mitarbeit von vielen Ärzten durchzuführen sind.

Welches sind unter Praxisbedingungen typische und behandlungsrelevante unerwünschte Arzneimittelwirkungen?

Es wurde hervorgehoben, daß für die Patienten subjektiv beschwerliche Begleitwirkungen unter Fluctin selten sind, weshalb die Akzeptanz für Fluctin bei Patienten eher gut ist.

Häufigere typische unerwünschte Begleiterscheinungen sind gastrointestinale Beschwerden, vor allem in Form von Übelkeit sowie Unruhe, Schlafstörungen und ein dumpfer Kopfschmerz.

Bezüglich des Zeitverlaufs solcher Befindlichkeitsstörungen unter der Behandlung zeigt die Erfahrung, daß sie eher zu Beginn der Behandlung auftreten und sich mit Fortführung der Medikation im Verlauf der ersten Woche wieder zurückbilden. Es läßt sich auch ein Zusammenhang zwischen der Rate solcher Begleitwirkungen und der Dosierung feststellen, weshalb ggf. auch eine möglicherweise vorübergehende Dosisreduktion in Erwägung gezogen werden kann.

Speziell bezüglich der Übelkeit, die ja eine für Patienten subjektiv schwer tolerable Nebenwirkung ist, wurde betont, daß im Vergleich zu anderen Antidepressiva mit spezifischer Serotonin-Wiederaufnahmehemmung diese Beschwerde seltener und weniger intensiv auftritt.

Ein spezifischer Unterschied zwischen Fluctin und klassischen trizyklischen Antidepressiva ist das weitgehende Fehlen von anticholinergen Begleitwirkungen.

Gibt es Absetzprobleme nach einer Behandlung mit Fluctin?

Es wurde diskutiert, ob nach einer Behandlung mit Fluctin mit speziellen Absetz- oder Rebound-Reaktionen zu rechnen ist. Hierfür gibt es keine Hinweise. Aufgrund der relativ langen Halbwertszeit ist ein allmähliches Absetzen von Fluctin nicht erforderlich. Entzugs- oder Absetzsymptome sind nicht bekannt.

Gibt es Prädikatoren für eine Wirksamkeit von Fluctin?

Es kann davon ausgegangen werden, daß Fluctin bei allen Formen depressiver Verstimmungen eine antidepressive Wirkung haben kann. Es scheint, daß Fluctin einen Wirkungsvorteil bei atypischen Depressionen mit ausgeprägter ängstlich-zwanghafter Symptomatik hat.

Wie ist der Wirkungsverlauf von Fluctin über die Zeit hin?

Wie bei anderen Antidepressiva muß auch bei Fluctin mit einer Latenz von bis zu 14 Tagen gerechnet werden, bis eine antidepressive Wirkung zu beobachten ist. Da insbesondere chronische depressive Erkrankungen eine längere Behandlung erfordern, wurde die Frage diskutiert, ob etwas über einen Wirkungsverlust nach längerer Behandlungszeit bekannt ist. Dafür gibt es keine Anhaltspunkte. Auch nach mehrmonatiger Behandlung kann weiterhin von einer antidepressiven Wirkung ausgegangen werden.

Wann kann festgestellt werden, daß keine hinreichende therapeutische Wirkung vorliegt?

Die Frage, wie lange eine antidepressive Behandlung durchzuführen ist, bevor sicher gesagt werden kann, daß im vorliegenden Fall keine ausreichende Wirksamkeit gegeben ist und ggf. andere Behandlungsverfahren anzuwenden seien, wird auch mit Blick auf andere Antidepressiva in der Literatur unterschiedlich diskutiert. Einige Autoren sagen nach 14 Tagen, andere nach 4 Wochen, andere meinen, daß eine therapeutische Wirksamkeit sich auch noch sehr viel später einstellen könne. Eine verbindliche Zeitgrenze gibt es nicht. Unter Praxisbedingungen sollte aber sicherlich ein mindestens 4wöchiger Behandlungsversuch mit ausreichender Dosierung gemacht werden, bevor alternative Behandlungen in Erwägung gezogen werden sollten. Im Falle von Fluctin ist bei Therapieresistenz ggf. auch durchaus an eine Kombination mit anderen Antidepressiva zu denken.

Muß und kann Fluctin mit anderen Psychopharmaka, speziell Sedativa, kombiniert werden?

Da Fluctin kaum sedierende Wirkungen hat, stellt sich die Frage, ob bei Schlafstörungen oder auch agitierten Depressionen nicht regelhaft noch ein Sedativum oder Hypnotikum zusätzlich erforderlich ist. Dazu ist zu sagen, daß auch für Fluctin gilt, daß wo immer möglich eine Monotherapie einer Mehrfachmedikation vorzuziehen ist. Die klinische Erfahrung zeigt, daß Fluctin auch als alleiniges Medikament beispielsweise bei agitierten Depressionen eingesetzt werden kann und wirksam ist. Andererseits gilt, daß Fluctin aber gerade dort eingesetzt werden sollte, wo eine sedierende Begleitwirkung nicht als therapeutisch hilfreich, sondern als unerwünschte Nebenwirkung erlebt wird, während da, wo auch eine sedierende Begleitwirkung erwünscht wird, anderen Antidepressiva der Vorzug zu geben wäre.

Unter pharmakologischer Betrachtung sind keine Probleme bei einer Kombination von Fluctin mit Tranquilizern, Hypnotika, Neuroleptika oder Antidepressiva zu erwarten mit Ausnahme von Monoaminoxidasehemmern. MAO-Hemmer sollten nicht mit Fluctin zusammen gegeben werden. Auch bei einem Wechsel von einem MAO-Hemmer zu Fluctin sollte sorgfältig auf mindestens 14 Tage Abstand und von Fluctin zu einem MAO-Hemmer sogar auf 5 Wochen Abstand geachtet werden.

Wie verträgt sich eine medikamentöse Behandlung, z. B. mit Fluctin, mit einer psychotherapeutischen Behandlung?

Die Frage einer Begleitmedikation während einer Psychotherapie stellt sich nicht speziell nur für Fluctin, sondern für alle Antidepressiva. Soweit aus der Literatur bekannt ist, kann über die Pharmakotherapie schwerpunktmäßig eine Besserung von Stimmung und Antrieb und über Psychotherapie schwerpunktmäßig eine Veränderung von Einstellungen und sozialer Anpassung erreicht werden. Insofern hängt es sicher von den Gegebenheiten des Einzelfalles ab, welcher Behandlungsalternative die größere Bedeutung zukommt. Empirische Vergleichsstudien legen eher einen synergistischen Effekt als eine negative Interaktion zwischen antidepressiver Pharmakotherapie und Psychotherapie nahe. Da depressive Erkrankungen stets den ganzen Menschen betreffen und sowohl biologische wie psychologische wie soziale Bedingtheiten und Konsequenzen haben, kann eine antidepressive Medikation stets nur Teil eines Gesamtbehandlungsplans sein.

Welche Bedeutung für die tägliche Praxis hat die Tatsache, daß Fluctin ein selektiver Serotonin-Re-uptake-Hemmer ist?

Alle Antidepressiva haben im wesentlichen vergleichbare antidepressive Wirkungen, unabhängig davon, daß ihre Pharmakodynamik und Pharmakokinetik sehr unterschiedlich sein kann. Antidepressiva besitzen aber nicht allein nur die eine Hauptwirkung hinsichtlich der Besserung einer depressiven Stimmung, sondern zusätzlich stets auch ein differenziertes Wirkungsspektrum, wie beispielsweise Sedierung, Antriebssteigerung, hypnotische, antiaggressive oder angstlösende Wirkungen. Sie unterscheiden sich des weiteren auch teilweise erheblich hinsichtlich ihrer unerwünschten Begleitwirkungen. Insofern erlaubt die pharmakologische Kennzeichnung von Fluctin, dieses Medikament in eine

Gruppe von Antidepressiva einzuordnen, eben die serotonergen Antidepressiva, bei denen bestimmte Nebenwirkungen, wie beispielsweise Übelkeit oder Unruhe, vergleichsweise häufiger gesehen werden, andere Nebenwirkungen wie Sedierung oder anticholinerge Wirkungen seltener vorkommen und die bestimmte Hauptwirkungen, beispielsweise hinsichtlich zwanghafter Symptomatik oder Angstsymptomatik stärker als andere Antidepressiva haben.